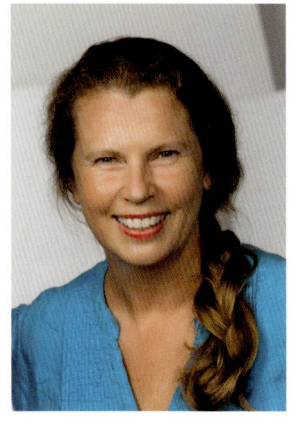

Irene Rhyner, geb. 1962, ist eine der ersten Ayurveda-Expertinnen Österreichs. Nach 20 Jahren Erfahrung als diplomierte Kranken- und Operationsschwester führte sie ihr Lebensweg zur ayurvedischen Lehre. Seit 1998 bietet sie Ayurveda-Beratungen erfolgreich im In- und Ausland an. Mit diesem »Set für Einsteiger« ist es Irene Rhyner gelungen, ihr fundiertes Wissen und ihre jahrelangen Erfahrungen mit Leichtigkeit und Humor zu vermitteln.

Die Prinzipien von Ayurveda sind weltweit gültig, sie wirken überall und sind für alle Menschen hilfreich. Anhand der wertvollen Tipps für einen gesunden Lebenstil nach Ayurveda sowie mit Hilfe neuer Rezepte, die einfach nachzukochen sind und köstlich schmecken, lässt sich das neue Wissen direkt in die Praxis umsetzen.

Kontakt und weitere Informationen zu Irene Rhyner:
www.irene-rhyner.com
www.ayurveda-rhyner.com

Beratungstermine und Ayurveda-Programme mit Irene Rhyner finden in der Schweiz, in Wien, München und auf Mallorca statt.

Dieses Buch widme ich meinen beiden Töchtern
Marlene und Johanna Bhakti.
»Liebe geht durch den Magen, Gesundheit auch!«

Irene Rhyner

Ayurveda
Set für Einsteiger

Grundlagen und Rezepte
Typentest-Karten
Lebensmittellisten

KÖNIGSFURT–URANIA

Bibliographische Information der Deutschen Nationalbibliothek
Die Deutsche Nationalbibliothek verzeichnet diese Publikation in der Deutschen Nationalbibliographie;
detaillierte bibliographische Daten sind im Internet über http://dnb.d-nb.de abrufbar.

Originalausgabe
© 2017 by Königsfurt-Urania Verlag GmbH
D-24796 Krummwisch
www.koenigsfurt-urania.com

Umschlagdesign: Antje Betken, Oldenbüttel unter Verwendung der Bilder
Gewürze und Aroma – duftendes Gewürzöl mit Heilkraft + Gewürze auf Holzlöffel
© Floydine, Fotolia.com
Bildnachweis auf S. 143
Programmleitung und Lektorat: Susanne Kirstein
Satz und Layout: Antje Betken, Oldenbüttel
Druck und Bindung: Finidr s.r.o.
Printed in EU

ISBN 978-3-86826-159-2

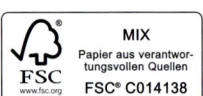

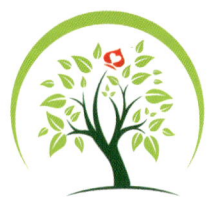

Wir produzieren umweltschonend
und in Europa.
Königsfurt-Urania

Inhalt

Ayurveda für Einsteiger

Basiswissen

Basiswissen

Karten mit

Karten mit

Typentest

Typentest

Einkaufs-
listen

**Einkaufs-
listen**

Rezepte

Rezepte

Diese Ayurveda-Box bietet einen neuartigen, spielerischen Einstieg in die faszinierende Welt der Ayurveda – einer traditionellen indischen Heilkunst, die heute auch in Europa so aktuell ist wie nie zuvor. Ob Sie schon etwas Ayurveda-Erfahrung mitbringen oder sich erstmals mit dem Thema Ayurveda beschäftigen – sich mit Leichtigkeit einem wissenschaftlichen Thema anzunähern, wird Ihnen hiermit sicherlich richtig Spaß machen!

Den Schwerpunkt bildet die typgerechte Ernährung. Typgerecht deswegen, weil nicht jeder Mensch gleich ist. Jeder von uns besitzt eine ganz persönliche natürliche Anlage.

Mit dem umfangreichen **Typentest** auf den beiliegenden Karten können Sie erfahren, welche Ayurveda-Bioenergie (Dosha-Konstitution) in Ihnen vorherrscht. Sie erhalten somit Ihren individuellen Schlüssel zur Gesundheit. Sie finden auch heraus, von welcher Qualität Ihr psychisches Energiefeld, Ihre Triguna, hauptsächlich geprägt wird. Sie können den Typentest alleine oder mit Freunden oder in der Familie durchführen.

Eine ausführliche **Testauswertung** finden Sie im beiliegenden **Buch**. Hier erfahren Sie auch, wie Sie Ihr persönliches Testergebnis nutzen können, um Ihr Dosha gezielt zu stärken oder auszugleichen. Darüberhinaus bietet das unterhaltsam geschriebene Buch alle **Basisinformationen** zur ayurvedischen Lehre, die ein gutes Grundverständnis der Jahrtausende alten Wissenschaft ermöglichen. Im Buch finden Sie zudem köstliche **Rezepte** für einen abwechslungsreichen, typgerechten Speiseplan, die Sie ermuntern, Ihr neues Wissen sofort in die Praxis umzusetzen.

Die übersichtlichen **Einkaufslisten**, speziell für jeden Dosha-Typ, geben Ihnen einen Überblick, welche Wirkung einzelne Lebensmittel auf Ihr Dosha haben. So können Sie schnell erkennen, welche Zutaten Ihrem Typ guttun und welche Sie eher meiden sollten. Und das Gute daran: Sie können sie in der Hand- und Jackentasche zum Einkaufen mitnehmen.

Bei den Karten finden Sie auch **Grundrezepte** zur Herstellung von Ghee sowie Rezepturen für spezielle Gewürzmischungen. So können Sie Ihre eigene, typgerechte Dosha-Gewürzmischung auf Vorrat zubereiten. Sie erhalten sie jedoch auch im Ayurveda-Fachhandel.

Mit diesem Set für Einsteiger erzielen Sie schnell wertvolle Hinweise für Ihre individuelle Gesundheit und Sie erhalten praktische Tipps zur Anwendung. Wer tiefer einsteigen möchte, sei eingeladen, in mein großes Buch »Europäische Ayurveda-Küche« zu schauen. Es bietet einen umfangreichen Blick in die ayurvedische Ernährungslehre und deren Umsetzung.

Wer den richtigen Schlüssel zu einem gesunden Lebensstil und zum typgerechten Essen findet, dem öffnen sich Türen und Tore zur wahren Individualität und zu selbstbestimmtem Sein! Ich wünsche Ihnen viel Freude beim spielerischen Testen, Auswerten, Einkaufen, Kochen und Genießen.

Herzlich, Ihre Irene Rhyner

Die Weisheit der Ayurveda

Leben
Leben

Weisheit
Weisheit

Heilung
Heilung

zeitgemäß
zeitgemäß

Bevor Sie richtig eintauchen in die Welt der Ayurveda, möchte ich Ihnen kurz die allerwichtigsten Basisinformationen an die Hand geben.

Was bedeutet der Name Ayurveda?

Das Wort »Ayurveda« stammt aus dem Sanskrit, der altindischen Gelehrtensprache der vedischen Kultur. Diese alte Sprache – vergleichbar mit Latein bei uns – wird von Ayurveda-Ärzten und -Wissenschaftlern und spirituell Interessierten noch immer gesprochen. »Ayurveda« ist aus zwei Sanskritsilben zusammengesetzt und bedeutet: Das Wissen vom Leben.

Ayus = Leben   Veda = Wissen

Ayurveda – Heilung zeitgemäß

Ayurveda, die Wissenschaft vom Leben, wirkt überall und zu jeder Zeit! Die ersten Hinweise auf Ayurveda stammen aus etwa 5000 Jahre alten Schriften. Wichtige Gelehrte aus alter

Zeit überlieferten die klassischen Grundlagen von Ayurveda, die ihre Gültigkeit bis heute als Vorlage für das Studium von Ayurveda nicht verloren haben.

Die Ayurveda-Lehre fand vor ein paar Jahrzehnten ihre Wege, um auch das Gesundheits- und Heilwissen der westlichen Welt zu ergänzen, zu bereichern und zum Teil sogar zu revolutionieren. Ebenso durchzieht die ayurvedische Ernährungslehre mittlerweile unsere Küchen mit köstlichen Düften und erreicht damit immer mehr auch die glanzvolle Welt unserer westlichen Gourmettempel.

Ayurveda-Weisheit verknüpft unsere Sinne mit den Einflüssen und Eigenschaften der Elemente sowie den Wirkprinzipien der geistigen Energien.

Mit Ayurveda besinnen wir uns auf das Wesentliche, sie lässt uns auf natürlichem Weg erahnen und spüren, wer wir sind, was wir eigentlich brauchen oder nicht brauchen.

Sie verhilft unserem Körper, Geist und unserer Seele, auf natürliche Art und Weise gesund zu bleiben oder zu genesen. Alle Zusammenhänge sind mit einer ganzheitlichen Sicht erklärbar. Die Wissenschaft vom »langen Leben« soll den Menschen dienen, helfen und sie unterstützen, denn jeder Mensch verdient es, gesund zu sein und so lange wie möglich zu bleiben. Ayurveda ist ein eigenständiges Gesundheits- und Heilsystem, welches im harmonischen Zusammenspiel für Gesundheit und Wohlbefinden sorgt.

Die ayurvedische Lehre bietet für jeden Menschen eine Basis, die eigene Konstitution, also die körperliche und seelische Verfassung, zu erkennen, bewusst danach zu leben, sie zu erhalten und sich Gutes zu tun.

So verwenden Sie die Karten

Der

große

Typentest

Meist begleiten uns Spiele ein Leben lang. Je älter wir werden, desto besser lernen wir die Spielregeln des Lebens kennen. Aber sind es noch unsere Spiele? Oder fügen wir uns ein in ein System, in dem alles geregelt wird und spielen das Spiel der Normen mit? Um eines vorweg zu nehmen: Eine DIN-Norm gibt es bei Ayurveda nicht! Vielmehr spielt die Individualität die entscheidende Rolle.

Mit diesem Ayurveda-Karten-Set können Sie sich individuell testen, Ihre typgerechte Veranlagung erkennen, die Empfehlungen für Sie ganz persönlich herausfiltern und Ihre eigenen Regeln für Ihre Gesundheit aufstellen – nämlich die, die Ihrer Konstitution entsprechen, die Sie im Gleichgewicht halten und stärken.

Lesen Sie die Einführung, lernen Sie die ayurvedische Lehre kennen und führen Sie, wann immer Sie möchten, den Typentest mit den Karten durch. Gewinnen Sie dabei mehr Lebensfreude, Sensibilität, Sinneseindrücke, Wohlbefinden und viele nützliche Erkenntnisse für Ihren Alltag und Ihre Ernährung.

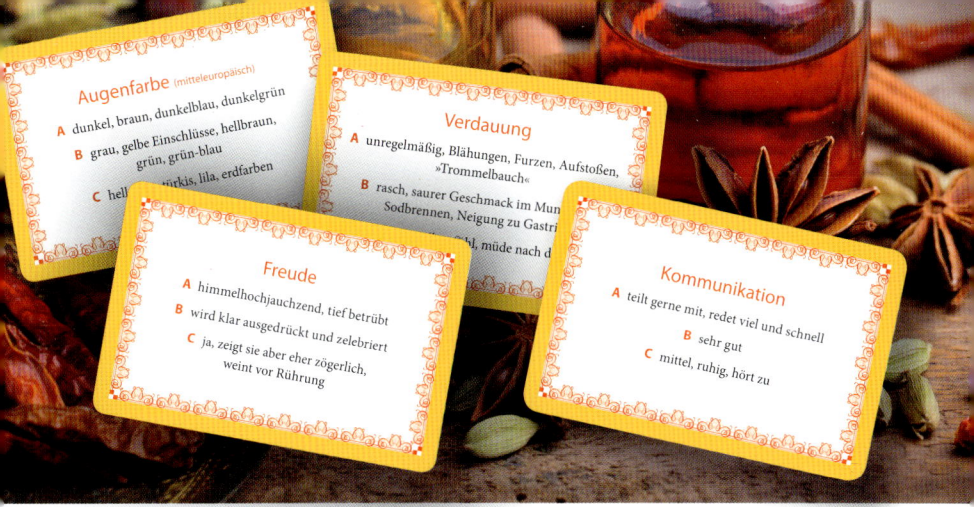

Augenfarbe (mitteleuropäisch)

A dunkel, braun, dunkelblau, dunkelgrün

B grau, gelbe Einschlüsse, hellbraun, grün, grün-blau

C hell... türkis, lila, erdfarben

Verdauung

A unregelmäßig, Blähungen, Furzen, Aufstoßen, »Trommelbauch«

B rasch, saurer Geschmack im Mun... Sodbrennen, Neigung zu Gastri...

... müde nach d...

Freude

A himmelhochjauchzend, tief betrübt

B wird klar ausgedrückt und zelebriert

C ja, zeigt sie aber eher zögerlich, weint vor Rührung

Kommunikation

A teilt gerne mit, redet viel und schnell

B sehr gut

C mittel, ruhig, hört zu

Das Spiel kann beginnen

Für den Typentest warten 71 hübsch gestaltete Karten mit 71 verschiedenen Fragen auf ihren Einsatz. Sie finden auf jeder Karte eine Frage mit drei Antwortmöglichkeiten, also 213 Antworten stehen Ihnen zur Verfügung.

Nehmen Sie sich ein leeres Blatt Papier zur Hand und zeichnen Sie drei Felder darauf, die Sie mit A, B und C beschriften. Die Felder sollten mindestens so groß sein wie die Karten. Gehen Sie nun Frage für Frage durch und wählen Sie die Antwort, die Ihnen am meisten entspricht.

Legen Sie jede Karte nun der gewählten Antwort entsprechend auf dem Feld A, B oder C ab. Gehen Sie alle Fragen in dieser Art und Weise durch und machen Sie den Test vollständig mit allen Fragen.

Ayurveda sieht den Menschen als Einheit von Körper, Geist und Seele. So beziehen sich auch die Testfragen auf diese drei Bereiche, auf die Anatomie und Physiologie und sie stellen auch Fragen zu Charakterzügen, Verhalten und Emotionen.

Es ist spannend: Welches Ergebnis wird sich bei Ihnen wohl zeigen?

Mit dem Ayurveda-Typentest und den Erklärungen in diesem Buch können Sie drei Fliegen mit einer Klappe schlagen:

> Ihre Ur-Natur bestimmen = Prakriti
> Ihren Ist-Zustand feststellen = Vikriti
> Disharmonie ausgleichen und Balance herstellen

Wenn Sie den Test **das erste Mal** durchführen, helfen Ihnen die Karten, das Bild Ihrer Ur-Natur und Ihre Grundcharakterzüge festzustellen. Sie ermitteln Ihren wahrscheinlichen Konstitutionstyp, Ihre Dosha-Typologie.

Beim **zweiten Testdurchlauf** und bei weiteren Wiederholungen geht es eher darum, den aktuellen Ist-Zustand Ihrer körperlichen und geistigen Energien zu ermitteln. Durch die Auswertung des Typentests, der richtigen Zuordnung für Ihren Typ sowie den typgerechten Tipps zu Ernährung und Lebensweise ist es mit Ayurveda möglich, Ihr natürliches, gesundes Gleichgewicht zu erhalten oder bei einem Ungleichgewicht die Balance Ihrer Ur-Natur möglichst rasch wieder zu erlangen.

Eine erste Erklärung zu den physiologischen und psychologischen Ayurveda-Merkmalen finden Sie auf den nachfolgenden Seiten.

Die Dosha-Bioenergien

Was bedeutet Dosha? Dosha ist der Oberbegriff der Zusammensetzung unserer Bioenergien. Die Dosha zeigen an, in welcher Form und wie stark sich die Grund-Elemente Äther, Wind, Feuer, Wasser und Erde (s. Seite 47 f.) mit ihren Eigenschaften in uns bewegen. Diese wirken in unterschiedlicher Art und Weise auf unsere physiologischen Strukturen und Körperabläufe.

> Die Dosha werden **Vata**, **Pitta** und **Kapha** genannt.

Bereits bei der Zeugung erhalten wir das größte Geschenk überhaupt: Unsere **Ur-Natur**, die uns mit einer individuellen Dosha-Konstitution und den Grundcharakterzügen ein Leben lang als Grundlage dient. Viele verschiedene Faktoren in unserem Leben können allerdings unsere Ur-Natur stören. Bei einer eingetretenen, länger wirkenden Verschiebung wird sich ein verändertes Bild der Ur-Natur zeigen, und das momentane Ist-Bild kann von der ursprünglich angelegten Grundkonstitution abweichen. Je früher eine Verschiebung der Dosha erkannt wird, desto rascher kann reguliert werden.

Die Triguna-Charakterenergien

Was bedeutet Triguna? Triguna ist der Oberbegriff für die Energiewirkung auf die Psyche und verantwortlich für die Prägung unseres Charakters. Sie tragen die emotionalen Eigenschaften der universellen Ur-Energie in sich. Das Denken und Handeln aller Menschen wird durch sie beeinflusst.

> ❯ Die Triguna werden Sattva, Rajas und Tamas genannt.

Die Besonderheit der Triguna liegt darin, dass wir selbst entscheiden und steuern können, ob und wie wir die angeborenen Eigenschaften unseres Charakters im Laufe des Lebens beibehalten oder verändern wollen.

Das Ayurveda-Karten-Set hilft Ihnen dabei, die Grundzüge der Charakterenergien zu erkennen. Mit der richtigen Lebensweise und Ernährung können Sie mit Ayurveda für das gesunde Gleichgewicht Ihrer psychischen Energie sorgen.

Eine detailliertere Erklärungen zu den Triguna finden Sie ab Seite 39.

Spielen Sie einmal das Ur-Natur-Spiel, dann so oft Sie wollen

Es gibt keine Norm, keine festen Regeln – nur Vorschläge. Ich empfehle Ihnen, das Set in folgenden Situationen zur Hand zu nehmen und den Ayurveda-Typentest durchzuführen, wenn

1. Sie es gerade gekauft oder geschenkt bekommen haben.
2. sich etwas bei Ihnen verändert, sich anders als gewohnt anfühlt.
3. Ihre Kraft oder Lebensfreude abnimmt oder sich beides verändert.
4. in Ihrem Leben gerade »Chaos« herrscht oder Sie von einer Krankheit heimgesucht werden.
5. Und wann immer Sie Lust dazu haben oder neugierig sind.

Führen Sie wenn möglich den gesamten Test durch, und beantworten Sie alle Fragen. Ausnahme: Beim intuitiven Kartenziehen (siehe im Folgenden unter »dritte Spielvariante«). Viel Freude dabei!

Der erste Spieldurchlauf = Ur-Natur-Spiel

Gehen Sie dazu etwas in die Vergangenheit, nämlich genau dorthin, als Sie sich gesund und wohl gefühlt haben. Tauchen Sie ein in die Erinnerung. Wie ging es Ihnen damals? Welche Stärken oder Schwächen hatten Sie? Wie hat sich Ihr Körper damals angefühlt? Wie haben Sie ausgesehen? Waren Sie voller Tatendrang oder eher zurückhaltend in Ihrem Wesen? Was haben Sie damals gemacht, was gegessen? Wie haben Sie damals gelebt?

Das kann 3 – 4 Jahre oder bei älteren Spielern auch länger, 20 – 30 Jahre zurückliegen. Gehen Sie alle Fragenkarten durch, beantworten Sie sie und legen Sie sie auf Ihrem vorbereiteten Blatt Papier auf Feld A, B oder C ab.

Zählen Sie nun beim Ur-Natur-Spiel, wieviele Karten auf A, B und C liegen. Notieren und verwahren Sie das Ergebnis nach der Auswertung in der Box, damit Sie bei weiteren Spielen immer wieder vergleichen können.

Ab dem zweiten Spieldurchlauf = Ist-Zustand-Spiel

Ab dem zweiten Durchgang und bei allen folgenden Spieldurchläufen konzentrieren Sie sich auf die aktuelle Situation. Wie geht es Ihnen jetzt? Und wie haben Sie sich in den letzten Wochen oder Monaten gefühlt? Beantworten Sie also ihre Jetztsituation.

Hat sich etwas verändert?

Vergleichen Sie nun das Ergebnis des zweiten oder weiterer Wiederholungsspiele mit dem Testergebnis des ersten Tests, das Sie in der Box aufbewahrt haben. Sie können sofort erkennen, ob es Abweichungen zwischen Ihrer Ur-Natur und Ihrem aktuellen Dosha gibt, ob sich etwas verschoben hat. Weiter hinten im Buch finden Sie zahlreiche Erklärungen und Sie lernen, was Sie konkret tun können, um Disbalancen auszugleichen.

Spielvarianten

Erste Spielvariante – alles auf einen Tisch

Legen Sie alle Karten mit den Fragen auf einem Tisch auf. Dabei bleibt es Ihnen überlassen, ob Sie die Karten mit den Fragen offen oder lieber verdeckt hinlegen möchten. Nehmen Sie eine Karte nach der anderen, lesen Sie die Frage und wählen Sie die für Sie passende Antwort A, B oder C aus. Legen Sie sie dementsprechend auf einem der drei markierten Felder auf Ihrem Blatt Papier ab. Zählen Sie am Ende die abgelegten Karten auf den jeweiligen Feldern zusammen und notieren Sie, wieviele Karten jeweils auf den Stapeln liegen.

Zweite Spielvariante – alles stapeln

Stapeln Sie alle Karten, wie Sie möchten und nehmen dann eine Karte nach der anderen in die Hand. Beantworten Sie die Fragen und legen die Karten je nach Antwort auf dem Sortierfeld nach A, B und C geordnet ab.

Dritte Spielvariante – spielen Sie intuitiv

Ihrer Phantasie beim Spiel sind keine Grenzen gesetzt. So ist es auch möglich, bei vielfacher Verwendung der Karten, aus den verdeckten Karten nur eine oder einzelne Karten intuitiv zu ziehen. Alleine die Tatsache, welche Karte Sie gezogen haben, gibt Ihnen einen wichtigen Hinweis auf das Thema, welches gerade im Bezug auf Ihre körperliche oder psychische Gesundheit ansteht. Auch hier können Sie wieder nach A, B und C zuordnen und sehen sofort, in welche Richtung es geht und welchem Thema Sie aktuell mehr Aufmerksamkeit schenken sollten.

So bestimmen Sie Ihr vorherrschendes Dosha

Sie erhalten beim ersten Ergebnis des Ur-Natur-Spiels bereits die wichtigsten Antworten zu Ihrer Veranlagung. Sie können Ihre Grund-Dosha-Typologie durch die Summe der Punkte ermitteln.

> Stapel A steht für Vata-Dosha und Grundcharakterzüge von Vata
> Stapel B steht für Pitta-Dosha und Grundcharakterzüge von Pitta
> Stapel C steht für Kapha-Dosha und Grundcharakterzüge von Kapha

In den Beschreibungen der Dosha-Typen ab Seite 20 werden Sie wahrscheinlich viele Parallelen zu sich selbst feststellen und Ihren Grundcharakter wiedererkennen.

Die Ergebnisse der weiteren Testdurchläufe werden jeweils dazu verwendet, die Momentaufnahme, den sogenannten Ist-Zustand, widerzuspiegeln. Diese Ergebnisse können, können aber eben auch *nicht* übereinstimmen mit dem Testergebnis des Ur-Natur-Spiels, Ihrer wahren Ur-Natur (Prakriti).

Wenn Sie nun Ihr Testergebnis ermittelt haben, können Sie sofort mit der Auswertung starten und erfahren, wie Sie Ihre körperliche und psychische Konstitution unterstützen und erhalten oder wieder in Balance bringen können.

Bei Unsicherheit, bei bestehender Krankheit und für eine noch differenziertere Betrachtung Ihrer Ur-Natur empfehle ich Ihnen, bei einer/m kompetenten Ayurveda-ExpertIn eine professionelle Beratung (mit ausführlicher Konstitutionsty-penbestimmung) durchführen lassen.

Nach einer ausführlichen Testauswertung finden Sie die wichtigsten Ayurveda-Grundlagen ab Seite 47.

Auszählen der Karten

Die Auswertung des Tests basiert auf der Beantwortung aller Fragen und bezieht sich auf die jeweils abgelegte Kartenan-zahl, wenn Sie mit allen 71 Karten gespielt haben.

Zählen Sie die Anzahl der **Karten**, die Sie jeweils auf Feld A, B oder C abgelegt haben. Das vorherrschende Dosha und die Grundcharakterzüge können Sie ganz einfach ermitteln: Je nachdem, wo Sie die meisten Karten im Stapel abgelegt ha-ben, zeigt sich eine erste Tendenz. Das kann deutlich in nur einem Feld sein, es ist aber auch eine ähnliche Kartenanzahl in zwei oder sogar in allen drei Feldern möglich.

71 Karten sind im Rennen. Wenn Sie nicht sicher sind, ob Sie A, B oder C als Antwort wählen sollen, legen Sie die Karte auf das Feld, welche zugehörige Antwort am besten für Sie passt.

Wie verteilen sich Ihre Karten auf den Feldern A, B oder C?

Mehr als 40 Karten auf einem der Felder A, B oder C
> ein Haupt-Dosha herrscht vor
Wenn mehr als 40 Karten auf einem Feld abgelegt wurden und sich die anderen Karten auf den übrigen Feldern verteilen, halten Sie sich bei der Auswertung an das Dosha, wo die meisten Karten liegen.

Zwischen 22 und 28 Karten jeweils bei A und B, bei B und C oder bei A und C
> ein duales Dosha herrscht vor
Wenn zwischen 22 und 28 Karten auf je 2 Feldern abgelegt wurden und sich die restlichen Karten auf einem dritten Feld verteilen, halten Sie sich bei der Auswertung an die beiden Dosha, bei denen die meisten Karten liegen.

Mehr als 22 Karten auf A,B und C
> das Tri-Dosha herrscht vor
Wenn die Karten ziemlich gleichmäßig auf allen drei Feldern abgelegt wurden, halten Sie sich bei der Auswertung an die Empfehlungen für Tri-Dosha.

So kommen Sie Ihren Charakterenergien (Triguna) auf die Spur

Wie können Sie nun die jeweils vorherrschende psychische Situation, die Triguna, zuordnen? Eine professionelle Bestimmung der ayurvedischen Konstitution macht eine sehr differenzierte Ermittlung der vorherrschenden psychischen

Situation möglich. Allerdings ist diese Bestimmung recht aufwändig und erfordert ein gewisses Maß an Übung und Erfahrung. Eine erste Orientierung möchten wir im Rahmen dieses Einsteigersets dennoch geben:

> **Sattva** steht für Reinheit, Helligkeit, Glück, Wahrhaftigkeit, Zufriedenheit
> **Rajas** steht für Leidenschaftlichkeit, Kampfgeist, Bewegung, Aktivität, Wildheit
> **Tamas** steht für Trägheit, Schlaf, Schwere, Unbeweglichkeit, Dunkelheit, Zerstörung

Jedem Dosha werden bereits in der Ur-Natur ein oder mehrere Grundcharaktere zugeordnet. Generell ist davon auszugehen, dass uns allen, egal welcher Dosha-Typ wir sind, eine gute Portion Sattva in die Wiege gelegt wurde.

Wie schnell wir dieses Sattva verbrauchen, ob wir es beibehalten, schützen und vermehren, oder ob wir es im Lauf des Lebens rasch verbrauchen, hängt mit unserer Lebensweise und zum Großteil auch mit unserer Ernährung zusammen.

Wie die Triguna über die Nahrung wirken und was wir tun können, um die Kräfte der Triguna zu unserem eigenen Wohl, aber auch zum Wohl unserer Mitmenschen einsetzen zu können, das erfahren Sie ab Seite 39.

Noch mehr zum Thema Triguna können Sie in meinem Buch »Europäische Ayurveda Küche« nachlesen. Buchhinweis siehe auf einer der Karten.

*Test*auswertung

Vata
Vata

Pitta
Pitta

Kapha
Kapha

Vata-Pitta
Vata-Pitta

Pitta-Kapha
Pitta-Kapha

Vata-Kapha
Vata-Kapha

Tridosha
Tridosha

Vata-Konstitution

Wenn Sie mehr als 40 Karten im Feld A abgelegt haben, herrscht Vata-Dosha vor. Bei Vata-Menschen finden sich vorherrschend die Elemente Äther und Wind (nähere Informationen zu den Elementen ab Seite 47).

Hauptmerkmale: leicht, kühl und trocken, beweglich, unruhig.

Vata-Menschen erkennt man als

> die Schnellen, Wendigen, auf dem Sprung lebenden Zeitgenossen.
> die Empfindsamen, die sich schützen, wärmen und erden müssen.
> Begeisterungsfähigen, allem Neuen gegenüber offenen, experimentierfreudigen Menschen.

Im Verhalten der Vata-Menschen herrschen die leichten und beweglichen Elemente vor. So ist es nicht verwunderlich, dass sich vor allem in kreativen, künstlerischen Berufen viele Vata-geprägte Menschen finden. Sie planen wunderbare, phantastische Traumtürme für die Menschheit – bauen muss sie dann allerdings jemand anderes.

VATA *auf einen Blick*

Körperliche Merkmale und Verhalten

Körperstatur ❯ schlank, dünn, hager, schlacksig

Körpergröße ❯ sehr groß oder sehr klein

Hände ❯ länglich feingliedrig, zart, klein

Finger ❯ schlanke, lange Finger, längliche, ovale, schmale Fingernägel

Schultern ❯ schmal, knochig

Brustkorb ❯ schmal, Rippen sichtbar

Hüften ❯ schlank, schmal

Gesicht ❯ schmal, klein oder länglich

Adamsapfel ❯ gut sichtbar, vor allem beim Schlucken

Augen ❯ klein, oft unruhiger Blick

Haare ❯ dünn, fein, trocken, oft krause und zerzaust

Lippen ❯ schmal, dünn, trocken

Gewicht ❯ nehmen schwer zu, neigen zu Untergewicht

Gelenke ❯ gut sichtbar

Venen ❯ deutlich sichtbar

Zähne ❯ meist klein, schief und unregelmäßig, die Frontzähne können zum Teil aber sehr groß, hervorstehend und mit Zahnlücken versehen sein

Zunge ❯ lang und schmal

Haut ❯ trocken, schuppig, rau

Temperaturempfinden ❯ frieren leicht, oft oder ständig kalte Hände und Füße

Appetit ❯ oft und viel, essen dann große Mengen oder gar nicht

Durst ❯ viel oder wenig, wechselt ab

Verdauung ❯ Neigung zur Verstopfung; »Hasenstuhlgang«

Schlaf ❯ leicht, träumen viel

Energielevel ❯ geben kurze Zeit Vollgas, können aber nicht ausdauernd durchhalten

Umsetzungsvermögen ❯ jetzt und sofort, das kann aber auch rasch wieder abflauen

Sprache ❯ schnell, oft, viel und überschwenglich

Phantasie ❯ ständig kommen und gehen neue Ideen

Lebensweise ❯ probieren Vieles aus, können asketisch, spirituell oder ausschweifend sein. Wechselnd.

Ängste ❯ oft vor Dunkelheit und Unbekanntem

Umgang mit anderen ❯ setzen sich ein, fühlen mit anderen, möchten helfen, aber auch hier ist Beständigkeit nicht immer einfach. So kann die beste Freundin heute total wichtig sein, morgen kann es jemand anderer sein und das ist für das Gegenüber nicht immer einfach zu verstehen.

Die Leichtigkeit des Seins sprudelt aus den Vata-Menschen nur so heraus. So kann aus Enthusiasmus im umgekehrten Sinne das verzweifelte Elend in Windeseile eintreten. Lachen und Weinen liegen oft nahe beieinander.

Harmonisierende Maßnahmen bei Vata-Dosha

Damit Sie Vata-Dosha ausgleichen können, braucht es genau den Gegensatz zu den kühlen, windigen und trockenen Eigenschaften, die bei Vata-Typen vorherrschen. Mit folgenden Maßnahmen können Sie ausgleichen:

Wärme, warme Kleidung und Bäder, wärmende Socken zum Schlafen, ausreichend Schlaf, Ruhe, Beschaulichkeit, Feuchtigkeit, Regelmäßigkeit im Alltag, regelmäßige Ölmassagen für Körper und Kopf, sanfte Körperübungen, sanfte, beruhigende Musik, kuscheliges Ambiente, liebevolle Umgebung, harmonische Partnerschaft, ein Haustier zum Kuscheln (besonders für Alleinstehende), Naturmaterialien für die Kleidung und erdende Farben in der Wohnung.

Das sollte vermieden werden bei vorherrschendem Vata-Dosha

Übermäßige Bewegung, zu große körperliche Anstrengung, Schlafmangel, viele Reisen, Arbeit in kalten, zugigen und klimatisierten Räumen, große Menschenansammlungen. Hektik, Druck von außen, emotionaler Stress, zu viel Sexualität, kaltes Wetter, Wind und Sturm, Rauchen.

Harmonisierende Vata-Ernährung

Bevorzugen Sie die Vata-harmonisierenden Lebensmittel (siehe die Einkaufslisten in diesem Set).

Eine Person mit vorherrschendem Vata, die ohnehin schon etwas schusselig ist, tut gut daran, mit erdigen, feuchten und schwereren Pflanzen und Gemüsen zu kochen, die sie davon abhalten, völlig abzuheben. Das sind Lebensmittel, die viel Wasser- und Erdelement enthalten. Weitere Erklärungen zu den Elementen finden Sie ab Seite 47.

› Empfohlen
Die Nahrung soll von süßem, salzigem und saurem Geschmack sein. Warme, nährende, frisch gekochte Speisen, regelmäßiges Essen, mit entblähenden Gewürzen verfeinert. Warmes Wasser, Milchgetränke mit wärmenden Gewürzen und Ghee, leichter Ingwertee, Kräutertee, Getreidekaffee.

› Vermeiden
Trockene Lebensmittel, kaltes Essen, kalte Salate oder Rohkost, Joghurt am Abend, Eis, bittere, zusammenziehende und zu scharfe Substanzen. Mineralwasser und Getränke mit Kohlensäure, hochprozentiger Alkohol, starker Kaffee. Alles, was zu leicht und luftig ist, vermeiden, wie etwa trockene Reiswaffeln und luftiges, leichtes Knäckebrot.

Vata-Dosha kann auch zu viel Pitta oder Kapha haben
So gleichen Sie aus: Wenn Sie ein Vata-Typ sind, können Sie trotzdem müde sein und sich schlapp fühlen, daher kann ein aktivierender Kapha-Tee oder eine Kapha-Speise die Situation verbessern. Wenn Sie sich mächtig über etwas aufgeregt haben, besänftigen Sie sich mit Pitta-Maßnahmen.

Pitta-Konstitution

Wenn Sie mehr als 40 Karten im Feld B abgelegt haben, herrscht Pitta-Dosha vor. Bei Pitta-Menschen wirken die Hauptmerkmale heiß und trocken (wenig feucht). Daher braucht es Kühlung und genügend Feuchtigkeit, um auszugleichen.

PITTA *auf einen Blick*

Körperliche Merkmale und Verhalten

Körperstatur › mittel

Körpergröße › mittelgroß

Hände › gleichmäßig

Finger › mittelgroß, Handinnenflächen oft sehr rot

Schultern › mittel bis athletisch

Brustkorb › mittel, oft mit Sommersprossen, Muttermalen, Leberflecken

Hüften › mittel

Gesicht › ovale Form, gleichmäßige Gesichtszüge

Adamsapfel › meist nur wenig zu sehen

Augen › stechender Blick, fokussieren klar ihr Ziel, weichen nicht aus, oftmals Brillenträger

Haare › fein, wellig, hoher Haaransatz, frühe Neigung zum Ergrauen oder meist bei Männern bereits in jungen Jahren Glatzenbildung

Lippen › mittel, meist Ober- und Unterlippe gleich

Gewicht › moderat, können abnehmen, aber auch zunehmen

Gelenke › mäßig sichtbar

Venen › kaum sichtbar, evtl. rote Flecken, Äderchen an den Beinen, Besenreiser

Zähne › meist mittelgroß, in der Form recht gleichmäßig

Zunge › mittel und eher rot

Haut › eher trocken, rote Flecken, Feuermale, Sommersprossen, neigen zu Entzündungen, Ekzemen, neigen zu Allergien und Sonnenbrand

Temperaturempfinden › hitzig, heiß, hat richtig warme Hände und Füße

Appetit › unbedingt regelmäßig essen, sonst sehr übellaunig und bekommen Migräne

Durst › trinken viel und sind oft durstig

Verdauung › regelmäßig, eher weicher Stuhlgang, neigen zu Durchfall, Magenproblemen

Schlaf › meist gut, schwitzen oft im Schlaf und müssen sich abdecken

Energielevel › müssen regelmäßig nachfüllen, können dann mit Disziplin aufwarten

Umsetzen › Geistesblitze, die rasch und präzise umgesetzt werden können

Sprache › klar, können gut kommunizieren, neigen manchmal zum Kommandoton

Phantasie › kombinieren und sehen die Dinge vorausschauend

Lebensweise › lieben klare Strukturen, haben gerne alles auf seinem Platz, mögen Ordnung. Qualität und Luxus sind willkommen. Stehen zu ihren Wünschen und äußern sie.

Ängste › kaum

Umgang mit anderen › setzen sich für Schwächere ein, kämpfen für ihre Ideale, stehen gerne im Mittelpunkt und führen Menschen an. Scheuen sich nicht vor Streit und kämpfen, bis das Ziel erreicht ist. Sie stehen zu ihrem Wort, handeln nach Ehrenkodex.

Pitta-Menschen erkennt man als

› Menschen mit Plan und Struktur, die gerne anderen Menschen den Weg zeigen.

› unsere Helden, die gerne Herausforderungen annehmen und strahlender Mittelpunkt sind.

› klare und präzise Menschen, die über eine große Portion Durchsetzungskraft verfügen.

Harmonisierende Maßnahmen bei Pitta-Dosha

Damit Sie Pitta-Dosha ausgleichen können, braucht es den Gegensatz zu den heißen, trockenen Eigenschaften, die bei Pitta-Typen vorherrschen. Sport und Aktivitäten an frischer Luft tun Ihnen gut, kühlende Atemübungen, Rosenbäder, Teamsport (möglichst als Anführer), Waldspaziergänge, Berge, Meer, Schwimmen, einmal wöchentlich eine besänftigende Ölmassage mit Pitta-beruhigendem Massageöl und zweimal wöchentlich eine Kopfmassage mit Bhringa-Kopfmassageöl, um die Hitze des Kopfes zu kühlen (die Öle erhalten Sie im Ayurveda-Fachhandel). Entsäuerung und Entschlackungstage sind angesagt. Tagsüber 15 Minuten Kurzschlaf sind vorteilhaft, um die Energiereserven wieder aufzufüllen.

Das sollte vermieden werden bei vorherrschendem Pitta-Dosha

Reisen in zu heiße, zu trockene Länder, zu wenig Schlaf, Einschränkung aller Art, von anderen provozierter Dauerstress, ständiger Widerspruch, Rauchen, Langeweile.

Harmonisierende Pitta-Ernährung

Bevorzugen Sie die Pitta-harmonisierenden Lebensmittel (siehe die Einkaufslisten in diesem Set).

Jemand, der hitzig und temperamentvoll seinen Lebensweg geht, tut gut daran, Nahrung zu wählen, die nicht zu trocken oder zu erhitzend ist und genügend Wasser enthält. Diese Lebensmittel stärken ihn und werden das heiße Dosha kühlen.

› Empfohlen
Das Essen soll von süßem, herbem und bitterem Geschmack sein. Genügend Flüssigkeit in Form von Wasser, Kräutertee, Getreidekaffee, Milch und frischen grünen Smoothies tut gut. Regelmäßige und rechtzeitige Mahlzeiten sind ein Muss, sonst werden Pitta-Typen wirklich unleidlich. Frisch gekocht und von guter Qualität vertragen sie fast jedes Essen gut. Auch Rohkost, vor allem am Morgen und mittags.

› Vermeiden
In Öl Gebratenes, generell fettes Essen, scharf gewürzte, salzige, saure und zu trockene Speisen. Mahlzeiten auslassen. Zu viel Alkohol, scharfe Getränke, zu viel Kaffee oder Schwarztee und Fleisch.

Pitta-Dosha kann auch zu viel Vata oder Kapha haben

So gleichen Sie aus: Wenn Sie ein Pitta-Typ sind, auf einer Langstreckenreise unterwegs und stundenlang Kälte und Klimaanlagen ausgesetzt waren, werden auch Ihnen wärmende Vata-reduzierende Getränke und -Speisen guttun. Zudem brauchen Sie ausreichend Schlaf. Wenn Sie nicht mehr aus dem Bett wollen, hilft Ihnen wiederum eine Kapha-regulierende Maßnahme.

Kapha-Konstitution

Wenn Sie mehr als 40 Karten im Feld C abgelegt haben, herrscht Kapha-Dosha vor. Bei Kapha-Menschen wirken die Eigenschaften kühl und feucht. Daher braucht es Hitze und Trockenheit und genügend Aktivität, um auszugleichen.

KAPHA *auf einen Blick*

Körperliche Merkmale und Verhalten

Körperstatur › stattlich athletisch oder gedrungen, stämmig

Körpergröße › groß oder mittel

Hände › breit, groß

Finger › groß und mächtig

Schultern › breit und ausladend

Brustkorb › groß, dominant

Hüften › breit, ausladend

Gesicht › groß, kantig,

Adamsapfel › nicht zu sehen, Neigung zu Doppelkinn

Augen › groß, feucht schimmernd, starke Ausstrahlung

Haare › oft glatt oder nur sanft gewellt, volle Haare und glänzend, gesund aussehend

Lippen › sinnlich, groß, samtig

Gewicht › nehmen leicht zu und schwer ab

Gelenke › groß und kantig

Venen › Neigung zu Krampfadern

Zähne › meist mittelgroß, recht gleichmäßig in der Form

Zunge › mittel und eher rot

Haut › weich, glatt, kühl

Temperaturempfinden › kühl, schwitzen kaum

Appetit › vergessen oft zu essen, können lange ohne Essen auskommen

Durst › haben wenig Durst

Verdauung › regelmäßiger Stuhlgang, öfter schleimig

Schlaf › sehr gut, tief, fest

Energielevel › können lange und ausdauernd Leistung erbringen, sehr belastbar

Umsetzen › brauchen manchmal Zeit, aber was begonnen wird, kommt stetig zum Ende

Sprache › überlegt und volltönend, viele bekannte Sänger haben eher viel Kapha

Phantasie › brauchen einen kleinen Schubs, möchten genau verstehen, worum es geht und brauchen logische Erklärungen

Lebensweise › alles, was neu ist, wird zuerst abgewogen, begutachtet und in Ruhe überlegt, will Stabilität und Sicherheit

Ängste › kaum

Umgang mit anderen › eher schüchtern und zurückhaltend, wenn sie jemandem Vertrauen, dann stehen sie voll hinter dieser Person, sie helfen gerne und sind gute Zuhörer

Kapha-Menschen erkennt man als

> stattliche, athletische Kraftpakete, die aber auch rundliche und gemütliche Typen sein können.
> die stabilen Menschen, auf die man sich immer verlassen kann.
> ruhige, zurückhaltende, eher Schüchterne, die sich mit ihren Entscheidungen gerne Zeit lassen.

Harmonisierende Maßnahmen bei Kapha-Dosha

Damit Sie Kapha-Dosha ausgleichen können, braucht es den Gegensatz zu den kühlen, feuchten Eigenschaften, die bei Kapha-Typen vorherrschen. Folgende Maßnahmen helfen:

Aufenthalte in Wärme und trockener Hitze tun Ihnen gut, auch Reisen in heiße Länder. Aktivität ist angesagt: Ausdauersport, Tanzen, Sex, intensives Yoga und Gartenarbeit. Bürsten-, Pulver- und Sportmassagen, kräftige Behandlungen, Sauna, heiße Bäder und Duschen. Regelmäßige Entschlackungstage einlegen, tägliche Bewegung.

Das sollte vermieden werden bei vorherrschendem Kapha-Dosha

Tagesschlaf und generell zu langer Schlaf. Kalte, feuchte Umgebung. Stundenlange sitzende oder einseitige Arbeit.

Harmonisierende Kapha-Ernährung

Bevorzugen Sie die Kapha-harmonisierenden Lebensmittel (siehe die Einkaufslisten in diesem Set).

Jemand, der genügend geerdet ist und leicht zunimmt, sollte schwere Lebensmittel meiden und sich an leichte Pflanzen und Kräuter halten, die dem Licht zustreben.

> **Empfohlen**

Die Speisen sollten von bitterem, herbem und scharfem Geschmack sein. Warmes, frisch gekochtes, leichtes Essen, das gut gewürzt ist, in kleineren Mengen. Ingwerwasser, heißes Wasser auch im Sommer, Trockenfrüchte, Reiswaffeln, Kompotte, gedämpftes Obst und Gemüse mit Reis tun ihnen gut. Fastentage einlegen und dabei auf feste Nahrung verzichten! Trotzdem dreimal täglich das Agni (die Verdauungsenergie) mit Suppe und heißen Getränken füttern.

> **Vermeiden**

Speisen mit salzigem, saurem, süßem Geschmack im Übermaß. Fette, ölige Speisen, triefende Soßen, kaltes Essen, Eis, Rohkost, üppige Süßspeisen, kalte Getränke. Alkohol, außer ab und zu ein Glas Champagner und nach dem Essen ein bitterer Digestif.

Kapha-Dosha kann auch zu viel Vata oder Pitta haben

So gleichen Sie aus: Wenn Sie ein Kapha-Typ sind und ein Projekt zu einem bestimmten Termin erledigen müssen und gerade starken Druck oder emotionalen Ärger und Stress haben, können auch Sie mit besänftigendem Vata-Pitta-Tee und Vata-Pitta-Gewürzen ausgleichen.

Vata-Pitta- oder Pitta-Vata-Konstitution

Wenn Sie zwischen 22 und 28 Karten jeweils im Feld A und Feld B haben, herrscht das Dualdosha Vata-Pitta oder Pitta-Vata vor. Je nachdem, welches der beiden Dosha die meisten Punkte erhalten hat, ist dieses an erster Stelle vorhanden.

Bei diesem dualen Konstitutionstyp sind die Eigenschaften von Vata und Pitta im Doppelpack vorherrschend, das trockene Element vor allem. Das kalte Vata-Element kann in besonders stressigen Zeiten auch stark herausragen.

VATA-PITTA *auf einen Blick*

Körperliche Merkmale und Verhalten

Körperstatur ❯ schlank mit genügend Muskeln

Körpergröße ❯ klein bis mittelgroß

Hände ❯ zart, aber gleichmäßig

Finger ❯ mittelgroß, aber feingliedrig

Schultern ❯ mittel

Brustkorb ❯ mittel

Hüften ❯ mittel

Gesicht ❯ zart, feingliedrig, gleichmäßige Gesichtszüge

Augen ❯ funkelnde Augen, mittelgroß

Haare ❯ fein, leicht wellig

Lippen ❯ mittel, meist Ober- und Unterlippe gleich

Gewicht ❯ moderat, können abnehmen, aber auch zunehmen

Gelenke ❯ fein bis mittel

Venen ❯ Äderchen an den Beinen, Besenreiser

Zähne ❯ klein bis mittel, ein paar Zähne schief, der Rest regelmäßig

Zunge ❯ mittel und eher rot

Haut ❯ sehr trocken, neigen zur Schuppenbildung, Juckreiz

Temperaturempfinden ❯ mittel, mal heiß, mal kalt

Appetit ❯ braucht genügend Nachschub beim Essen, kann viel auf einmal essen und vertragen

Durst ❯ mittel

Verdauung ❯ normal oder verstopft, auch weicher Stuhlgang und manchmal Durchfälle im Wechsel

Schlaf ❯ eher unruhig, leicht, träumen viel und bewegt

Energielevel ❯ geben alles, setzen sich voll ein, übersehen die Grenzen und sind dann völlig erschöpft

Umsetzen ❯ Klarheit und gutes Umsetzungsvermögen, können sehr konzentriert arbeiten

Sprache ❯ schnell aber klar im Ausdruck, gute Rhetorik

Phantasie ❯ hellhörig, nehmen Kleinigkeiten sofort wahr und ordnen zu, daher immer einen Schritt voraus

Lebensweise ❯ erfolgreich, sportlich – lieben Kunst und Kultur, Tanz und Spiel

Ängste ❯ setzen sich mit vielem analytisch auseinander, jede Körperregung wird genau beobachtet, machen sich Sorgen und haben Ängste, wenn die Kraftreserven ausgehen

Umgang mit anderen ❯ interessiert und können andere gut anleiten, möchten aber die Fäden gerne in der Hand halten, phantasievoll werden Pläne umgesetzt, feinfühlig und merken sofort, wenn etwas nicht stimmt

Vata-Pitta- oder Pitta-Vata-Menschen erkennt man als

> die feinfühligen, flexiblen Typen, die Forscher von Neuem und Hinterfrager.
> Menschen, die geistige und körperliche Bewegung lieben und die Herausforderung gerne annehmen.
> die Meschen, die oft mehr wollen und tun, als sie körperlich oder psychisch verkraften können.

Harmonisierende Maßnahmen bei Vata-Pitta- oder Pitta-Vata-Dosha

Damit Sie Vata-Pitta-Dosha ausgleichen können, braucht es den Gegensatz zu den vor allem heißen, trockenen, manchmal kalten Eigenschaften, die bei Vata-Pitta-Typen vorherrschen.

Das Wichtigste ist, dass Sie darauf achten, sich ausreichend zu befeuchten und zu erden. Sorgen Sie für Beständigkeit, Stabilität, Wärme, Rückzugsmöglichkeiten im eigenen Bereich, zwischendurch Ruhephasen. Spaziergänge und Aufenthalte an der frischen Luft, aber warm eingepackt, sind wichtig. Regelmäßige Ölmassagen, leichter Sport, Biosauna, Dampfbad und Hamam sind gut für Vata-Pitta- bzw. Pitta-Vata-Menschen.

Das sollte vermieden werden bei vorherrschendem Vata-Pitta- oder Pitta-Vata-Dosha

Zu viel Anstrengung, gleich ob im Beruf oder in der Familie, sowie zu viel psychische Belastung. Rauchen (trocknet noch mehr aus). Trockenes, windiges, stürmisches Wetter und extreme Hitze. Extremsport.

Harmonisierende Vata-Pitta- oder Pitta-Vata-Ernährung

Bevorzugen Sie die Vata-Pitta- oder Pitta-Vata-harmonisierenden Lebensmittel (siehe die Einkaufslisten in diesem Set).

› Empfohlen
Die Speisen sollen im Geschmack süß, leicht sauer und salzig und nur leicht bitter sein. Regelmäßiges, nahrhaftes, aufbauendes Essen ist wichtig. Morgens und abends warme Mahlzeiten einnehmen und dabei die Vata-Ernährung einhalten, mittags und bei heißem Wetter können diese Typen die Pitta-Ernährung befolgen und auch frischen Salat und Obst ganz gut vertragen, sollten aber Rohkost am Abend vermeiden. Ausreichend Flüssigkeit ist wichtig. Z. B. in Form von milden Kräutertees, Fruchtsmoothies ohne Eis, Malzkaffee und Milch.

› Vermeiden
Speisen mit scharfem Geschmack. Mahlzeiten auslassen oder Fasten. Trockenes Essen, Reiswaffeln, eisgekühlte Getränke. Abends Salat oder ein kalter Snack. Kaltes Essen und kalte Getränke morgens und abends.

Pitta-Kapha- oder Kapha-Pitta-Konstitution

Wenn Sie zwischen 22 und 28 Karten jeweils im Feld B und C haben, herrscht Pitta-Kapha- bzw. Kapha-Pitta-Dosha vor. Je nachdem, welches der beiden Dosha die meisten Punkte erhalten hat, ist dieses an erster Stelle vorhanden. Bei diesem dualen Konstitutionstyp sind das heiße und das kalte Element gut gemischt vorhanden.

Pitta-Kapha- oder Kapha-Pitta-Menschen erkennt man als
- › die geselligen Typen, die sich gerne in Vereinen treffen.
- › die motivierten Planenden, die Stärke und genügend Ausdauer mitbringen.
- › lebensfrohe Genießer, die sich nicht so gerne bremsen lassen.

PITTA-KAPHA *auf einen Blick*

Körperliche Merkmale und Verhalten

Körperstatur ❯ muskulös bis mollig

Körpergröße ❯ mittel bis groß

Hände ❯ mittel bis groß

Finger ❯ mittelgroß, breiter

Schultern ❯ mittel, gut gepolstert

Brustkorb ❯ mittel bis ausladend

Hüften ❯ mittel bis stämmig

Gesicht ❯ oval, gleichmäßige Gesichtszüge

Augen ❯ mittelgroße, strahlende, klare Augen

Haare ❯ gute Struktur, können leicht wellig oder glatt sein

Lippen ❯ mittelgroß, Tendenz zu voll, sinnlich

Gewicht ❯ moderat, nehmen eher leicht zu

Gelenke ❯ mittel bis gröber

Venen ❯ nicht gut sichtbar

Zähne mittel bis größer, meist regelmäßig

Zunge ❯ mittel bis breit, eher kürzer

Haut ❯ mittel, meist gute, klare Hautstrukur, kaum Probleme

Temperaturempfinden ❯ moderat

Appetit ❯ gut, kann stärker ausgeprägt sein, isst mit Genuss

Durst ❯ moderat

Verdauung ❯ normal, meist sehr regelmäßig

Schlaf ❯ gut bis sehr gut, schläft meist tief und fest

Energielevel ❯ strotzen vor Energie, Freude an der Umsetzung und gutes Durchhaltevermögen

Umsetzen ❯ Ideen werden eingehalten und Ziele konstant umgesetzt

Sprache ❯ klar, melodiös, formulieren überlegt, gute Erzähler

Phantasie ❯ eher realistisch umsetzbare Träume, haben klare Vorstellungen und leben ihre Träume

Lebensweise ❯ dynamisch, energisch, gehen los und machen ihr Ding

Ängste ❯ normalerweise kaum. Falls die gesetzten Sicherheitsanker loslassen, dann aber starke Existenzängste

Umgang mit anderen ❯ hilfsbereit, organisieren für andere, stehen gerne im Rampenlicht, sind gesellig, witzig und engagiert

Harmonisierende Maßnahmen bei Kapha-Pitta-Dosha oder Pitta-Kapha-Dosha

Damit Sie Pitta-Kapha- oder Kapha-Pitta-Dosha ausgleichen können, braucht es sanfte Regulation der heißen, trockenen, kalten, feuchten Eigenschaften, die bei Pitta-Kapha- oder Kapha-Pitta-Typen oft unterschiedlich stark vorherrschen.

Laufen, Mannschaftssport, Skifahren, Radeln und Schwimmen. Pitta-Kapha-Menschen sind in einem Verein gut aufgehoben und können dort für den Zusammenhalt einer Gemeinschaft viel tun. Regelmäßiger Sport, Gartenarbeit und der Aufenthalt in der Natur sind wichtig. Tägliche Herausforderungen sind erforderlich, dazwischen aber auch genügend Pausen zum Abhängen. Positiv wirken sich Entschlackungskuren, Saunabesuche und kräftige Massagen mit entschlackenden Ölen aus.

Das sollte vermieden werden bei vorherrschendem Pitta-Kapha- oder Kapha-Pitta-Dosha

Tagesschlaf, eventuell 10-Minuten-Schlaf tagsüber ist erlaubt. Zu langes Alleinsein, sich nicht bewegen und keinen »Plan haben«.

Harmonisierende Pitta-Kapha-Ernährung oder Kapha-Pitta-Ernährung

> Empfohlen

Das Essen sollte von leicht süßem, leicht scharfem, bitterem, herbem Geschmack sein. Regelmäßiges Essen von bester Qualität ist wichtig, damit Sie den Anforderungen Ihres Lebens standhalten können. Die Kost sollte abwechslungsreich, leichter als bei Kapha und weniger befeuchtend als für Pitta sein. Frische Kräuter und Obst tagsüber. Am Abend eher leichtes, gekochtes Essen in Form von Suppen, Pasta, gedünstetem Gemüse, Reis, Kompotte (siehe die Einkaufsliste in diesem Set).

> ❯ **Vermeiden**

Speisen mit salzigem, saurem Geschmack (nur die »homöopathische« Menge ist erlaubt). Scharf generell nur gemäßigt und nicht zu viel, je nachdem, ob mehr Kapha oder Pitta überwiegt. Zu fettige, zu ölige, zu salzige und zu üppige Mahlzeiten sowie frittiertes und in Öl gebackenes Essen. Zu viel Alkohol (dreimal pro Woche alkoholfreie Tage einlegen).

Vata-Kapha- oder Kapha-Vata-Konstitution

Wenn Sie zwischen 22 und 28 Karten jeweils im Feld A und C haben, herrscht Vata-Kapha- oder Kapha-Vata-Dosha vor. Je nachdem, welches der beiden Dosha die meisten Punkte erhalten hat, ist dieses an erster Stelle vorhanden.

Bei diesem dualen Konstitutionstyp kommen die kalten Elemente doppelt so stark vor. Zum Glück mischt sich trocken mit feucht. Vata-Kapha- oder Kapha-Vata-Menschen vereinen die Attribute von Vata und Kapha.

Vata-Kapha- oder Kapha-Vata-Menschen erkennt man als

> ❯ die stattlichen, oft unnahbar wirkenden Menschen.
> ❯ die Starken mit dem weichen Kern, die oft schüchtern sind.
> ❯ die Athletischen, Phantasievollen; himmelhochjauchzend oder zu Tode betrübt.

Harmonisierende Maßnahmen bei Vata-Kapha-Dosha oder Kapha-Vata-Dosha

Damit Sie ausgleichen können, braucht es sanfte Regulation vor allem der kühlen und kalten Eigenschaften.

Das Wichtigste ist Wärme, Wärme, Wärme! Wie z. B. Warmes, heißes Wasser, heiße Duschen und Bäder, Sauna, Dampfbäder, Bewegung (Tanzen, Laufen, Schwimmen, Gymnastik, Handball) und Ruhephasen gleichermaßen. Anerkennung ist ein großer Motivator und lässt Sie Berge versetzen. Sie benötigen Nachsicht und Fürsorge.

Vata-Kapha-Naturen müssen immer wieder hören, dass man sie mag und schätzt. Sie brauchen jemanden, der ihnen warme Suppe und heißen Tee bringt und möglichst oft mit ihnen kuschelt, aber auch akzeptiert, dass sie regelmäßige Zeiten des Alleinseins brauchen.

Das sollte vermieden werden bei vorherrschendem Vata-Kapha oder Kapha-Vata-Dosha

Kälte, Bewegungsarmut, düstere Orte und Menschen.

Harmonisierende Vata-Kapha-Ernährung oder Kapha-Vata-Ernährung

› Empfohlen

Das Essen soll warm, frisch gekocht und von moderat süßem, saurem, salzigem, scharfem, bitterem, herbem Geschmack sein. Alle Geschmacksrichtungen sind für sie wichtig und gut. Regelmäßig warmes, gekochtes, gut gewürztes Essen. Warme Suppen, Kompotte, heiße Getränke wie Ingwerwasser, Gewürz- und Kräutertees und heißes Wasser (siehe die Einkaufsliste in diesem Set).

› Vermeiden

Kaltes und Auskühlendes in jeglicher Form wie Eis, da es noch mehr auskühlt. Fetthaltige Naschereien wie Schokolade, Chips & Co am besten ignorieren. Sie können dann meist nicht stoppen und essen alles auf einmal auf.

VATA-KAPHA *auf einen Blick*

Körperliche Merkmale und Verhalten

Körperstatur ❯ schlank, athletisch oder stämmig, langer Oberkörper, kürzere Beine

Körpergröße ❯ sehr groß oder sehr klein

Hände ❯ klein, breit, groß länglich

Finger ❯ kurz, breit oder lang und groß

Schultern ❯ breit

Brustkorb ❯ mittel bis kräftig

Hüften ❯ schlank mit Tendenz zu kräftig

Gesicht ❯ schmal, groß oder breit,

Augen ❯ mittel, aufmerksam, öfter träumerisch blickend

Haare ❯ gute Strukur, können kraus oder glatt sein

Lippen ❯ eine Lippenhälfte schmal, die andere deutlich größer

Gewicht ❯ schlank mit Training, nehmen ohne Training leicht zu

Gelenke ❯ mittel

Venen ❯ mittel

Zähne ❯ meist groß, evtl. Zahnlücken, ein paar Zähne schief stehend

Zunge ❯ lang und breit

Haut ❯ blass, kühl

Temperaturempfinden ❯ moderat

Appetit ❯ mal so oder so

Durst ❯ wechselnd

Verdauung ❯ meist gut, Wechsel zwischen normal und bei Stress Verstopfung

Schlaf ❯ mittel, meist sehr gut

Energielevel ❯ nehmen sich viel vor, legen voll los und verbrauchen Energien zu rasch und ohne rechtzeitig nachzufüllen

Umsetzen ❯ Das Fleisch ist willig, der Geist kann rasch überfordert sein

Sprache ❯ moderat, tönend

Phantasie ❯ kreativ und interessiert an neuen Schöpfungen, ziehen aber oft zurück, weil die Umsetzung schwierig erscheint

Lebensweise ❯ oft aktive Nachtmenschen, müssen sich quasi erst warm laufen am Tag

Ängste ❯ überspielen die Ängste mit Selbstsicherheit. Angst, den Ansprüchen nicht gerecht zu werden, wirken nach außen stärker, manchmal sogar arrogant. Hinter der Fassade oftmals einsam, können nicht aus ihrer Haut heraus.

Umgang mit anderen ❯ eher schüchtern, daher ist es nicht so einfach, Freunde zu finden, brauchen ein bisschen Zeit, um aufzutauen. Dann aber sehr beschützend, verteidigend, verlässlich, manchmal zu gutgläubig.

Tridosha-Konstitution

Wenn Sie alle Karten relativ gleichmäßig auf den Feldern A, B und C verteilt haben, haben Sie eine Tridosha-Konstitution. Die drei Bioenergien Vata, Pitta und Kapha sind fast ausgeglichen. Tridosha als Konstitution kommt nicht so häufig vor.

Tridosha Menschen erkennt man als

> Menschen, die mit Belastungen gut umgehen können, ein harmonisches Aussehen haben und sich an die Bedürfnisse und Herausforderungen anpassen.

> Das ist eine ausgewogene Grundkonstitution, die über eine sehr gute Immunität verfügt. Tridosha-Typen sind eher selten anzutreffen.

> Ihre ausgeglichenen Dosha können sich durch Stress oder klimatische Veränderung schnell in die eine oder andere Richtung verschieben.

Harmonisierende Maßnahmen bei Tridosha

Alles von allem, im rechten Maß, zur rechten Zeit, in der richtigen Temperatur und je nach Tagesverfassung. Je nachdem, welches der Dosha sich gerade am meisten in Ihnen breitmacht.

Das sollte vermieden werden

Einseitigkeit, gleich, ob beim Essen oder im Lebensstil.

Harmonisierende Tridosha-Ernährung

> **Empfohlen**

Das Essen soll alle Geschmacksrichtungen in einer ausgewogenen Mischung enthalten und moderat in der Menge sein. Nachdem alle Dosha recht gleichmäßig verteilt sind, können Sie aus allen Lebensmittellisten ausgewogen wählen, um die Balance zu erhalten.

Die Triguna-Eigenschaften

Die Triguna, die Charaktereigenschaften, sind omnipräsent, d. h. überall und in jeder Konstitution vertreten. Jedes Dosha kann auf seine urtypische Art und Weise mit den Charakterenergien reagieren.

Sattva, das helle, leichte Prinzip, reinigt unsere Gedanken und hilft uns, glücklich zu sein. **Rajas** und **Tamas** haben ebenso positive Seiten. So unterstützt uns Rajas, Bewegung in unser Handeln zu bringen und Taten umzusetzen. Tamas wiederum sorgt mit Schlaf und Trägheit für die nötigen Ruhephasen, damit uns die Energie nicht verloren geht.

Sattva – das Prinzip der Reinheit

Sattva-geprägte Personen sind ein in sich ruhender und strahlender Segen für die Mitmenschen. Für sie liegt das Glück bereits »auf der Straße«. Sie sind auf dem richtigen Weg und machen bereits das Beste aus ihrem Leben. Sie strahlen Lebensfreude aus und die lieben Mitmenschen, die ih-

Sattva
Sattva

Rajas
Rajas

Tamas
Tamas

nen begegnen, spüren das und bekommen glücklicherweise auch einen Teil davon ab.

Menschen, in denen ein großer Sattva-Anteil wirkt, sind edelmütig, höflich, freundlich, idealistisch, gütig, hell und klar. Sie sprechen eine ehrliche Sprache, gehen mit Schmerz und Freude angemessen um, sind hilfsbereit, ausdauernd und geduldig. Sie bilden sich gerne weiter und vermitteln das Wissen ebenso gern an andere. Sie kommen mit allen Situationen zurecht und versuchen, gute Lösungen zu finden. Sie sind glücklich mit sich und freuen sich auf jeden neuen Tag. Auch freuen sie sich für andere, lieben das Leben und vertrauen ihm. Sie pflegen ihren Körper und Geist.

Rajas – das Prinzip der Leidenschaft

Rajas-geprägte Personen wirken mitreißend und aktiv auf ihre Mitmenschen! Sie sind leidenschaftlich, heißblütig, regen an und manchmal auch auf. Sie können ihre Gefühle oft nicht so gut unter Kontrolle halten und bei Überschwang neigen sie zu egoistischen Aktivitäten. Ruhe im Geist zu finden, ist für sie schwierig. Rücksicht auf andere zu nehmen, fällt ihnen mitunter schwer – besser gesagt: Es erscheint ihnen oft selbstverständlich, dass ohnehin gemacht wird, was sie wünschen.

Rajas-geprägte Menschen können manchmal ungerecht sein, regen sich leicht auf und sind impulsiv. Je mehr Rajas, desto wilder. Dann leben sie ihre Emotionen intensiv aus, handeln forsch und laufen Gefahr, andere zu verletzen. Ungeduld gehört ebenfalls zu den Rajas-Eigenschaften und ist in Verbindung mit Vata- oder Pitta-Dosha besonders intensiv ausgeprägt.

Zu viel Rajas führt zu Übersäuerung, Infektionen, Hitzeausbrüchen, Verstimmung von Körper und Geist, Streit, schlechterer Immunabwehr. Ernsthafte Krankheiten sind nicht selten die Folge von dauerhaft zu hohem Rajas.

Tamas – das Prinzip der Trägheit

Wenn der Tamas-Anteil bereits hoch ist, sind diese Menschen oft sehr müde, schwer zu motivieren, möchten am liebsten gar nichts tun, nur herumliegen, essen, sich von den neuen Medien berieseln lassen. Gerne essen sie dabei Fast Food. Rauchen, Alkohol und anderer Drogenkonsum fällt auch in die Rubrik Tamas.

Ein extremer, ausgeprägter Tamas-Zustand ist für die Person selbst und auch für die Umwelt mitunter schwer auszuhalten. Man ist kaum zu etwas zu bewegen, wird schwer, träge und nimmt eine gleichgültige Haltung ein, was im Extremfall sogar zu Schwermut bis hin zur Depression führen kann. Schwere und Dunkelheit werden dann zu stark, um sich zu motivieren. Von Tamas geprägte Menschen haben Angst vor Veränderungen. Sie können sehr unsensibel werden und neigen dazu, gutmütige Menschen auszunutzen. Sie laufen Gefahr, ihren Körper und ihre Gesundheit zu vernachlässigen und neigen zum Jammern. Ihr Leben zu verändern, braucht eine große Portion Disziplin. In diesem Fall sind Sattva und Rajas von Nöten, damit etwas in Bewegung kommt und sich verändert. Oftmals ist das nur mit Hilfe anderer Menschen wieder in den Griff zu bekommen.

Ausgewogene Triguna

Wenn sich alle drei Guna ziemlich ausgewogen und der Konstitution entsprechend bewegen, werden kaum Schwierigkeiten mit der psychischen Gesundheit entstehen.

Nur wenn Ungleichgewicht herrscht und wir wider unsere Natur handeln, kommt es zu Konflikten. Wenn genügend Sattva vorhanden ist, können wir unsere Charaktereigenschaften kontrollieren. Ausgeglichene Triguna helfen uns, die täglichen Aufgaben mit Leichtigkeit zu erledigen und erfüllen uns mit Lebensfreude.

Wir sind mit uns selbst recht gut im Reinen, sehen die schönen Dinge im Alltag, sind höflich und versuchen, unser Bestes zu geben. Das heißt aber nicht, dass wir uns wie »Heilige« aufopfern müssen, sondern ein ausgewogenes Leben führen, mit einer Portion Leidenschaft, und dass wir auch mal zwischendurch einen Tag zum Faulenzen einlegen dürfen.

Triguna im Essen beeinflussen die Psyche

Unsere Nahrung wirkt auf die Psyche. Für unsere Psyche ist es daher sehr bedeutsam, welche Energie wir täglich über unsere Nahrung, unsere Gedanken und unsere Umwelt aufnehmen.

Nahrung kann helfen oder schaden. Körper und Psyche profitieren von natürlichen Lebensmitteln in bester Qualität. Über die Nahrung werden die Wirkprinzipien der Triguna auf uns übertragen. Das heißt, dass wir mit der richtigen Ernährung die psychische Verfassung unterstützen, aufbauen oder aber auch nach und nach ins Wanken bringen können. So unglaublich es klingt, aber bereits mit typgerechter, einfacher Ernährungsumstellung können wir die körperliche und psychische Verfassung positiv unterstützen und das allgemeine Wohlbefinden und die Lebensfreude fördern.

Sattva in unserer Nahrung

Sattva-Einfluss findet sich vorwiegend in allen frischen, natürlichen Speisen, die frisch gekocht und typgerecht gewürzt werden, vollmundig schmecken, bekömmlich sind und Ihnen Ausgeglichenheit und Zufriedenheit schenken. Alle sechs Geschmacksrichtungen (siehe S. 51 f.) runden dieses Essen harmonisch ab. Sattvische Speisen spenden Energie, Stärke, Gesundheit und bringen körperlich und geistig Freude. Je frischer geerntet und je rascher zubereitet wird, desto mehr Sattva können diese Lebensmittel übertragen. Alle naturbelassenen Lebensmittel gehören hierzu, wie z. B. Obst, Gemüse, Getreide, Kräuter, Nüsse und Samen, Milch (frisch).

Rajas in unserer Nahrung

Rajas-Einfluss findet sich vor allem in scharfen, beißenden, sauren, salzigen, stark gewürzten Speisen. Rajas vermehrt sich zudem durch verändertes, fermentiertes und fettes Essen. Das betrifft jede industriell hergestellte Nahrung. Jeder Fermentierungsprozess erzeugt eine mehr oder weniger große Portion Rajas. Auch alle in Öl eingelegten sowie alle mit Essig oder Alkohol haltbar gemachten Gemüse- und Obstarten vermehren Rajas. Kaffee, Schwarztee, Tabak, Alkohol zählen dazu. Wer viel Fleisch isst, wird Rajas (und auch Tamas) verstärken – schließlich wurde das Tier gejagt, getötet und geschlachtet, was Leidenschaftlichkeit (also Rajas) bedeutet.

Tamas in unserer Nahrung

Tamas-Einfluss findet sich vorwiegend in allen denaturierten, toten Speisen. Nahrung, die schal und geschmacklos, verändert, verdorben und unrein ist oder zu lange gelagert wurde, verfügt über keinerlei feine Lebensenergie mehr. Dazu gehören Junkfood, Nahrung mit Konservierungsmitteln und Geschmacksverstärkern und stark verarbeitete Nahrung wie etwa Weißmehl. Wer diese Nahrung oder viel Fleisch isst, verstärkt Tamas erheblich. Das betrifft auch gekochte Nahrung, die mehrmals aufgewärmt, erneut eingefroren und wieder aufgetaut wurde. Stark von Tamas geprägt sind Menschen auch bei Abhängigkeiten aller Art – von Drogen- bis Alkoholkonsum.

Energiewirkung der Nahrung auf Körper und Geist

Die drei Energien (Triguna) Sattva, Rajas und Tamas wirken über unsere Nahrung, beeinflussen unsere körperliche Konstitution und wirken auf unseren Charakter.

Sattva-Energie

Nahrung, die einen Großteil Sattva weitergibt, unterstützt das Verhalten aller Konstitutions-Typen in positiver Weise. Wie sie genau wirkt, lesen Sie im Folgenden.

Sattva-Nahrung beim Vata-Typ

Der Vata-Typ wird seine rasche Auffassungsgabe und Phantasie zum Wohl anderer nutzen. Er ist energiegeladen, anpassungsfähig, mitfühlend und positiv und wird mit Begeisterung seine Mitmenschen mit seinem Enthusiasmus anstecken. Vata-Menschen mit Sattva können Veränderungen gut annehmen und das Beste daraus machen, auch wenn sie einmal verlieren.

Sattva-Nahrung beim Pitta-Typ

Der Pitta-Typ ist sehr klar, hell und motivierend in seiner Ausdrucksweise. Seine brillanten Reden begeistern die Menschen. Er wird ein guter Chef und Führer sein, der seine Mitarbeiter positiv fördert und schützt. Er kann gut differenzieren, teilt seinen Erfolg und setzt sich dynamisch auch für andere ein.

Sattva-Nahrung beim Kapha-Typ

Der Kapha-Typ fühlt sich zufrieden, ist geduldig, lebt Sinnlichkeit in Freude, unterstützt andere, lebt friedlich seinen Alltag, kann vergeben, glaubt an das Gute und ist loyal. Man kann sich stets auf ihn verlassen, er ist da zum Anlehnen, wenn anderen die Kraft ausgeht.

Sattva-Nahrung bei den Dualdosha (Mischtypen)

Bei Mischtypen kommt jeweils die goldene Mitte der beiden Dosha-Typen zum Ausdruck.

Rajas- und Tamas-Energie

Was passiert, wenn zu viel Rajas- und Tamas-Nahrung aufgenommen wird?

Rajas- und Tamas-Nahrung beim Vata-Typ

Der Vata-Typ, der häufig Nahrung mit Rajas- und Tamas-Energie verzehrt, wird unentschlossen, furchtsam, deprimiert, hysterisch, rastlos, überfordert, abgelenkt, neigt zu Selbstzerstörerischem und ist sehr nervös.

Rajas- und Tamas-Nahrung beim Pitta-Typ

Der Pitta-Typ, der häufig Nahrung mit Rajas- und Tamas-Energie verzehrt (z. B. viel Fleisch isst, häufig Kaffee und Alkohol trinkt), wird mit der Zeit immer hitziger und unkontrollierter werden. Dies kann zu explosionsartigen Wutanfällen und Machtkämpfen führen.

Rajas- und Tamas-Nahrung beim Kapha-Typ

Der Kapha-Typ, der häufig Nahrung mit Rajas- und/oder Tamas-Energie verzehrt, wird immer träger, gefühlloser und fauler werden. Er neigt zu Völlerei, und sein Blick für die alltäglichen Dinge im Leben, die erfüllt werden müssen, wird getrübt. Er liegt anderen auf der Tasche und ist nicht bereit, sich zu bewegen.

Rajas- und Tamas-Nahrung bei den Dualdosha (Mischtypen)

Auch bei Mischtypen wirken Rajas und Tamas aus den Lebensmitteln auf die beiden Dosha-Typen (vgl. deren Wirkung auf die Einzeltypen und kombiniere beide).

Das Auf und Ab der Dosha und Triguna

Nicht an jedem Tag ist man in der gleichen Verfassung. Das ist ganz normal. Daher ist es auch logisch, dass die Verträglichkeit von Speisen oder das Empfinden nicht immer gleich sind. Ganz gravierend verändern sich Dosha und Triguna jedoch nicht von heute auf morgen. Ausnahme: ein Schockerlebnis oder eine schwere Krankheit. Wenn Sie aber rechtzeitig auf erste Warnsignale hören und bereits kleine Veränderungen wahrnehmen können, sind Sie eher in der Lage, ernsten Unstimmigkeiten vorzubeugen. Mit Ayurveda lernen Sie, auf Ihren Körper und auf Ihren Geist zu hören.

Nehmen Sie zur Überprüfung die Karten aus diesem Set zur Hand und gehen Sie alle Fragen und Antworten durch. So erhalten Sie Ihr aktuelles Tagesergebnis und können Abweichungen sofort erkennen.

Mit der Zeit wird es ganz einfach sein, Ihre Tagesqualität zuzuordnen. Sie lernen sich durch die Beschäftigung mit diesem Ayurveda-Set für Einsteiger, vor allem auch durch das Ergebnis des Typentests, immer besser kennen und werden schon bald auch feine Nuancen an sich wahrnehmen können.

Das Gute an diesem Set ist, dass Sie mit den typgerechten Lebensmittellisten und den leckeren Rezepten im zweiten Teil dieses Buches sofort eingreifen und Disharmonien auf der körperlichen sowie auf der psychischen Ebene mit natürlichen Mitteln entgegenwirken können.

Ayurveda-Basis*wissen*

Typgerecht und auf die eigene Konstitution abgestimmt zu leben und zu essen, ist nicht schwierig. Wahrscheinlich sogar leichter, als Sie vielleicht denken. Damit Sie ein gutes Verständnis entwickeln können, vermitteln Ihnen die nächsten Seiten die wichtigsten Grundkenntnisse.

Die fünf Grundelemente

Die Bausteine der Ursprungsmaterie, dem Ausgangsstoff allen Lebens in unserem Universum, werden in der ayurvedischen Lehre »Pancamahabhuta« genannt.

Es gibt fünf große Elemente und jedes steht für ein Prinzip:

> **Äther:** steht für Raum
> **Wind:** steht für Bewegung
> **Feuer:** steht für Verbrennung, Umwandlung
> **Wasser:** steht für Feuchtigkeit, Schmierung
> **Erde:** steht für Stabilität

Elemente

Dosha

Sinnesorgane

Geschmacks-richtungen

Triguna

Kreisläufe

Strukturen

Leitungsbahnen

Nahrung

Die Haupteigenschaften der fünf Grundelemente dienen als Basis für die Wirkprinzipien der drei Dosha Vata, Pitta und Kapha.

Wenn Sie die Eingeschaften bzw. die Prinzipien der Grundelemente kennen, werden Sie die Zusammenhänge der Dosha-Typen verstehen und sich in den Beschreibungen der Konstitutionstypen und der Zuordnung der Lebensmittel für eine typgerechte Ernährung und Lebensweise sicher zurechtfinden.

Element	Prinzip	Haupteigenschaft
Äther	Raum	kühl, durchdringend, leicht, subtil, weich
Wind	Bewegung	kalt, beweglich, leicht, rau, trocken
Feuer	Umwandlung, Verbrennung	heiß, trocken, leicht
Wasser	Feuchtigkeit, Schmierung	kalt, beweglich, feucht, flüssig, schleimig, weich
Erde	Stabilität	kalt, grob, hart, kompakt

Äther – Raum

Äther ist ganz fein und subtil, man kann das Element weder sehen noch riechen, schmecken oder tasten. Dennoch ist es da. Wir können Äther eher »erahnen« und »spüren«. Äther umhüllt uns mit der Unendlichkeit des Universums. Dieses Element ist ganz fein und zart, leicht und nicht fassbar.

Wind – Bewegung

Wind ist trocken, kühl, bewegt, flexibel, kann wild, aber auch sanft sein, er bewegt sich frei und weht durch die Lande. Wir können ihn auf unserer Haut fühlen und seine Geräusche wahrnehmen.

Feuer – Umwandlung

Feuer bildet eine Ausnahme unter den fünf Grundelementen, weil es als einziges Element heiß und warm ist. Feuer ist bereits für uns direkt sichtbar und mit allen Sinnen wahrnehmbar. Feuer ist heiß, leuchtend, strahlend, trocknend und meist unruhig.

Wasser – Feuchtigkeit

Wasser zeigt uns viele Gesichter, es nährt und wässert unseren Boden, kann in sich ruhen, sanft oder prasselnd auf uns herabregnen, als feiner Dunst nieseln oder in gigantischen Wassermassen ganze Landstriche zerstören. Es ist feucht, kalt, massiv, klar oder schmierig.

Erde – Stabilität

Die Erde ist kühl und fest, zeigt sich in unterschiedlichen Farben, kann ganz fein am Strand liegen oder als imposanter Felsen in den Himmel ragen. Sie verankert Bäume und Pflanzen und gibt ihnen Halt. Sie ist stabil und schwer.

Aus folgenden Kombinationen der fünf Elemente werden der Einfachheit halber die drei Haupt-Dosha benannt:

Äther und Wind = Vata-Dosha
Feuer und etwas Wasser = Pitta-Dosha
Wasser und Erde = Kapha-Dosha

Die drei Dosha Vata, Pitta und Kapha

Die Dosha, auch Bioenergien, spiegeln sozusagen die Eigenschaften der fünf großen Elemente Äther, Wind, Feuer, Wasser, Erde und bilden in unterschiedlicher Aufteilung unsere Konstitution.

Die Bioenergien werden in drei Hauptgruppen (Dosha) unterteilt und heißen Vata, Pitta und Kapha.

> Wenn sich die Dosha-Bioenergien in dem für unsere individuelle Natur zugeordneten Rhythmus bewegen und typgerecht fließen können, dann sind wir gesund, fühlen uns gut und werden eine starke Immunität haben.

> Wenn die Dosha in ihrem natürlichen Fluss gestört werden, dann entsteht Disharmonie, die Immunität wird geschwächt und wir werden auf Dauer krank.

Die Ursachen dafür sind vielfältig: z. B. können falsche Ernährungs- und Lebensweise, psychischer Stress, Unterdrückung von natürlichen Körperabläufen oder Gefühlen, unnatürliche Umgebung, dauerhafte Überanstrengung oder zu wenig Anstrengung der Auslöser sein.

Konstitution (Dosha)	Elemente, die die einzelnen Dosha bilden	Eigenschaften, die übernommen werden	Wirkungen, die im Körper wahrnehmbar sind
Vata	Äther und Wind	leicht, subtil, durchdringend, flüchtig, beweglich, trocken, kalt, rau, spitz	Aktivität, Bewegung, Dynamik, Flexibilität, Leichtigkeit, Trockenheit
Pitta	hauptsächlich Feuer und nur etwas Wasser	heiß, trocken, klar, leicht beweglich, durchdringend, leicht schmierig, ölig, weich, wenig feucht, sauer, scharf	Hitze, Leuchtkraft, Umwandlung, Veränderung, Verbrennung
Kapha	Erde und Wasser	kalt, unbeweglich, schwer, weich, feucht, schleimig, hart, grob, kompakt	Erdung, Feuchtigkeit, Klebrigkeit, Schmierung, Stabilität, Stärke, Üppigkeit, Wachstum

Die Sinnesorgane

Über unsere Sinnesorgane sind wir in der Lage, die großen Elemente wahrzunehmen. Jedes Sinnesorgan verfügt über spezielle »Antennen«, die es ihm ermöglichen, die jeweiligen Empfindungen zu übertragen und zu verarbeiten.

Sinnesorgan	Sinnes-empfindung	Sinnes-zuordnung	Elementen-Zuordnung
Ohren	Hören	Gehörsinn	Äther
Haut	Spüren	Tastsinn	Wind
Augen	Sehen	Sehsinn	Feuer
Zunge	Schmecken	Geschmackssinn	Wasser
Nase	Riechen	Geruchssinn	Erde

Die Geschmacksrichtungen

Mit dem Sinnesorgan Zunge können wir die Geschmacksrichtungen feststellen. Diese sind in der Ayurveda-Ernährung ein wichtiges Kriterium, um die Dosha auszugleichen.

Ayurveda unterscheidet sechs Geschmacksrichtungen. Je nachdem, welches Element in einem Geschmack vorherrscht, hat es auf die Konstitutionen eine ausgleichende, verstärkende oder reduzierende Wirkung.

In der folgenden Tabelle sehen Sie, welcher Geschmack für welches Dosha empfohlen wird und welche sich störend auf ein bestimmtes Dosha auswirken.

Geschmack	hilfreich für	hilfreiche Lebensmittel	störend für
süß	Vata und Pitta	Getreideprodukte, Milch, Ghee, Honig, süße Früchte, süßes Gemüse z. B. Karotten, Kürbis	Kapha
sauer	Vata	Essig, Johannisbeeren, Rhabarber, Sauerkirschen, Sauerkraut, Stachelbeeren, Zitronengras, Zitrusfrüchte	Pitta und Kapha
salzig	Vata	Kräutersalz, Meersalz, Steinsalz	Pitta und Kapha
scharf	Kapha	Chili, Knoblauch, Meerrettich, Paprikapulver, Pfeffer, Zwiebel	Pitta und Vata
bitter	Pitta und Kapha	Chicorée, bittere Kräuter wie z. B. Salbei, Wermut, Radicchio, Spinat, Gelbwurz	Vata
herb	Kapha und Pitta	zusammenziehende Kräuter, z. B. Muskatnuss, Safran, Enzianwurzel, Quitten, Bittermandeln, Mostbirnen	Vata

Die Dosis beim Würzen

Hauptregel

Je nach Konstitution verwendet man vorrangig die Geschmacksrichtungen, die die eigene Konstitution unterstützen. Der Geschmack sollte im fertigen Essen sehr gut wahrnehmbar sein.

Ausnahme

Jede Mahlzeit sollte aber trotzdem alle Geschmacksrichtungen beinhalten. Damit kein Mangel entsteht, darf jede Konstitution in einer ganz kleinen Dosis von jedem Geschmack etwas ins Essen einbringen: ein Hauch von Pfeffer oder Chili im Dessert, ein Tropfen Honig in einer pikanten Getreidespeise oder ein Spritzer Zitronensaft im Currygericht.

Keine Ausnahme

Im Fall einer diagnostizierten Krankheit, bei starkem Ungleichgewicht oder wenn Ihnen eine Diät vom Experten Ihres Vertrauens verordnet wurde, halten Sie sich jedoch bitte strikt an diese Ernährungsempfehlungen.

Die Triguna Sattva, Rajas und Tamas

Das harmonische Zusammenspiel der Triguna beeinflusst unsere Psyche. Wie bei den drei Dosha, den Bioenergien, bei denen uns alle Elemente in unterschiedlicher Aufteilung prägen und wir bei einem Übermaß ausgleichen können, so trägt auch auf der Ebene der drei Guna jede der geistigen Energien auf ihre Art und Weise zum Gleichgewicht unserer Psyche bei.

Sattva, das helle, leichte Prinzip, reinigt unsere Gedanken und hilft uns, glücklich zu sein. Rajas und Tamas haben ebenso positive Seiten.

So unterstützt uns Rajas, Bewegung in unser Handeln zu bringen und Taten umzusetzen. Tamas wiederum sorgt mit Schlaf und Trägheit für die nötigen Ruhephasen, damit uns die Energie nicht verloren geht.

Wenn alle drei Guna sich meist entsprechend unserer Konstitution bewegen, werden wir keine allzu großen Schwierigkeiten mit unserer psychischen Gesundheit haben.

Nur wenn ein Ungleichgewicht entsteht und wir wider unsere Natur handeln, kommt es zu Konflikten.

Wir haben die Möglichkeit, unsere Charaktereigenschaften zu kontrollieren und Niemandem durch unser Verhalten Schaden zuzufügen, auch nicht uns selbst.

Kreisläufe, Strukturen, Leitungsbahnen

In unserem Wunderwerk Körper beschreibt Ayurveda ein ausgeklügeltes Leitungssystem, welches einen reibungslosen Zellstoffwechsel gewährleistet und dafür sorgt, dass jede Zelle des Körpers Substanzen aufnehmen und abgeben kann.

Shrota – die subtilen Kreislaufsysteme

Alles ist miteinander verbunden und vernetzt. Die Shrota, feine Kanälchen, fungieren als Zuleitungen und Ableitungen im Körpersystem. Der einwandfreie Fluss der subtilen Kreislaufsysteme in beide Richtungen ist ein Zeichen für Gesundheit. Ayurveda bietet viele Möglichkeiten, damit es erst gar nicht zu einer Blockade der Shrota kommt.

Agni – das biologische Verdauungsfeuer

Aufspaltung, Umwandlung, Verbrennung – das sind die Aufgaben im System von Agni, dem Verdauungsfeuer. Damit unsere Körperenergiezentrale ihre Arbeit überhaupt starten kann, braucht sie »Brennstoff«. In unserem Fall ist dies Nahrung. Ohne bereitgestellte Substanzen kann erst gar keine Verbrennung erfolgen. Dann stagniert Agni und die Körpersäfte können nicht mehr ausreichend produziert werden. Störungen im Biokreislauf sind die Folge. Hingegen läuft alles praktisch »wie geschmiert«, wenn man das Verdauungsfeuer typgerecht füttert. Regelmäßige, auf die Konstitution angepasste Ernährung sorgt für ein aktives Agni und optimale Stoffwechselabläufe.

Dhatu – die Körpergrundgewebe

Jedes Dhatu, also jedes Körpergrundgewebe, erfüllt eine spezielle Aufgabe. Im gesunden Zustand, wenn keine Störung im Fluss der Shrota vorhanden ist und Agni optimal funktioniert, produzieren die Dhatu gutes »Weitergabematerial« für die jeweils nachfolgende Gewebestruktur.

Die weitergeleiteten Stoffwechselpotenzen erreichen schlussendlich das wichtigste Glied in der Reihe und gelangen in unser Reproduktionsgewebe – genannt Shukra Dhatu. Je besser die Qualität von unserem Fortpflanzungsgewebe, desto gesünder und stärker werden unsere Nachkommen sein. Hier wird sofort klar, welche Verantwortung wir damit für unsere nächsten Generationen erhalten haben, und wie wichtig es ist, die bestmögliche Qualität von Shukra Dhatu weiterzugeben.

Alles steht und fällt mit typgerechter Ernährung und Lebensweise in Kombination mit einer guten Ausscheidung der Dinge, die man nicht mehr benötigt (Mala), damit der Kreislauf unseres Lebens immer wieder neu beginnen kann.

Mala – die körperlichen Abfallprodukte

Unser Körper nimmt Nahrung auf und versucht, daraus optimale Energie zu gewinnen. Agni – das Verdauungsfeuer – regt die Produktion von diversen Stoffwechselprozessen an. Dadurch können bereits aufgespaltene Substanzen an die Dhatu geliefert werden. Stoffwechselabfälle, die nicht weiter verwertbar sind, werden im gesunden Zustand normalerweise wieder ausgeschieden. Wir nennen sie »Mala«.

Als natürliche Mala gelten Urin, Kot, Schweiß, Haare, Nägel, Tränen, Gallensaft, Gase, Nasensekret, Ohrenschmalz und Schleim. Im Falle einer Störung kommt es meist zur Überproduktion von Mala, und der Stoffwechsel kommt mit der Entsorgung des Körperabfalls nicht mehr nach. Im Falle einer längerfristigen »Müllkatastrophe« staut sich der Abfall im Gewebe zurück und wird als »Ama« bezeichnet.

Ama – die unverdauten Stoffwechselabfälle

Diese Stoffwechselabfälle wirken über kurz oder lang toxisch auf uns. Ein an sich gesunder Organismus zeigt oft erst nach längerer Ansammlung von Ama ernst zu nehmende Reaktionen. Viele Menschen sind daher der Meinung, sie seien ausreichend vor Krankheit geschützt, weil sie keine Schmerzen hätten oder Anzeichen einer Störung spürten. Es können sich dennoch versteckt und langsam Krankheiten entwickeln, mit denen man dann irgendwann scheinbar plötzlich konfrontiert wird.

Immunität stärken

Je stärker die eigene physische und psychische Immunität ist, umso besser und schneller kann man Probleme ausgleichen, bevor dauerhafter Schaden angerichtet wird. Mit Ayurveda-Anwendungen, typgerechter Ernährung und Lebensweise kann man seine Lebenskraft so gut stärken, dass man das Gleichgewicht der eigenen Ur-Natur bis ins hohe Alter bewahren kann.

Entstehung von Ama

Ama entsteht sowohl durch Überforderung des Stoffwechsels als auch durch Überbelastung der Psyche. Von Ama können auch Menschen belastet sein, die sich gut und gesund ernähren. Wenn sie jedoch viel negativen Stress und Sorgen haben, wird trotzdem Ama entstehen.

Ursachen für die Anhäufung von Ama

> inkompatible, nicht typgerechte Ernährung
> verunreinigte, unverdaubare oder zu schwere Nahrung
> sehr kaltes Essen oder Trinken
> unregelmäßige Nahrungsaufnahme sowie Überessen
> unkontrolliertes Fasten (vor allem bei Vata-Dosha)
> unregelmäßiger oder unpassender Lebenswandel
> Unterdrückung körperlicher Bedürfnisse
> unterdrückte und intensive emotionale Gefühle
> starker Klimawechsel
> Nebenwirkung von falsch durchgeführtem Pancakarma (Ausleitungs- bzw. Entschlackungsmaßnahmen)

Die Qualität unserer Nahrung

Macht es einen Unterschied, ob ein Nahrungsmittel roh oder gekocht gegessen wird, ob es frisch geerntet und zubereitet oder in verarbeiteter Form gekauft und in der Mikrowelle aufgewärmt wird? Ob man in Ruhe und genussvoll isst oder das Essen zwischen zwei Telefonaten rasch einverleibt? Ja! Es macht einen Unterschied – immer!

In der Ayurveda-Literatur werden wichtige Auswirkungen beschrieben, die Sie wissen sollten.

Wie ist die Nahrung beschaffen?

Die Verwendung von frischen, natürlichen, wenn möglich biologisch angebauten Lebensmitteln für die Essenszubereitung zahlt sich immer aus – für Ihre Gesundheit, die Ihrer Familie und die Ihrer Gäste. Was auf den Tisch kommt, kann ganz einfach, sollte aber von bestmöglicher Qualität sein.

Wie wird das Essen zubereitet?

Gerührt oder geschüttelt? Auch Geheimagent 007 hat erkannt, dass es auf die Art der Zubereitung ankommt!

Wir kochen viel in der Ayurveda-Küche, im wörtlichen Sinne – denn frisch gekochte Speisen sind in der Regel leichter verdaulich. und sie unterstützen Agni, das Verdauungsfeuer. Gekochte Speisen verbrauchen nicht so viel Energie wie Rohkost. Dies ist vor allem für die Vata- und Kapha-Typen wichtig, die mit warmem Essen die kalte Energie von Äther, Wind, Wasser und Erde ausgleichen können. Nur Pitta-dominante Menschen können auch Rohkost zu sich nehmen, vorausgesetzt, ihr Agni (= das Verdauungsfeuer) ist stark.

Woher stammen die Lebensmittel?

Unabhängig von dem Ort, an dem man lebt, sollte man Nahrungsmittel aus der Heimat (= Desha) verzehren, denn sie werden am besten vertragen und verwertet. Wenn Sie beim Kochen kleine Mengen von fremdartigen Lebensmitteln verwenden, so wird Ihre Verdauung damit normalerweise zurechtkommen. Versuchen Sie aber, wenn möglich, Ihre europäische Ayurveda-Küche regional zu bestücken.

Wieviel soll gegessen werden?

Die goldene Ayurveda-Regel lautet: Nicht überessen!
Das erreichen Sie folgendermaßen:
> ¹/₃ feste Nahrung
> ¹/₃ flüssige Nahrung
> ¹/₃ des Magens soll leer bleiben, damit die Verdauungssäfte genügend Platz finden, sich zu verteilen und mit der Nahrung durchmischt zu werden.

Für die verschiedenen Dosha bedeutet dies:
Personen mit
Vata-Dosha können die größten Portionen essen (regelmäßig) und sollen ausreichend trinken.
Pitta-Dosha essen mittelgroße Portionen (rechtzeitig) und trinken moderat dazu.
Kapha-Dosha benötigen die kleinsten Portionen und nehmen weniger Flüssigkeit zu sich.
Dualdosha- oder Tridosha kombinieren die Empfehlungen der jeweiligen Dosha.

Wann soll gegessen werden?

Alles hat seine Zeit – ein ständiger Wandel durch die Stunden, Tage und Jahre. Jede Zeit hat ihre ganz spezielle Qualität.
   Ignorieren Sie niemals Ihr Agni. Wenn das Verdauungsfeuer ruft, gilt es, diesem zu folgen. Hunger sollte nicht übergangen werden, das führt unweigerlich zu Schwierigkeiten.

Frühstück

Ein kleines Frühstück hilft, den Stoffwechsel morgens in Schwung zu bringen und uns mit neuer Energie zu füllen. Darauf verzichten sollten Sie nur, wenn Sie viel Kapha haben und abnehmen möchten.

Bei Vata-Konstitution Ein warmes, nährendes Frühstück, z. B. frischer Getreidebrei mit Kompott, Getreidekaffee, Kräutertee oder Ingwerwasser mit Honig gesüßt.

Bei Pitta-Konstitution Ein Müsli essen, Vollkornbrot, ein Ei, einen frisch gepressten Smoothie trinken, aber nicht mit Eis. Feiner Kräutertee oder Getreidekaffee mit viel Milch.

Bei Kapha-Konstitution Am besten ist ein warmes Frühstück, z. B. eine Scheibe getoastetes Brot mit Honig oder wenig Frischkäse. Warme scharfe Suppe und Ingwertee. Wenn Sie abnehmen möchten, sind auch nur warme Getränke möglich.

Hauptmahlzeit

Die Verdauung ist am stärksten zur Pitta-Zeit, deshalb sollte um die Mittagszeit die Hauptmahlzeit stattfinden. Um Mitternacht ist Agni erneut stark präsent und leitet in der Nacht nochmals den Start für die Stoffwechselvorgänge der Organe ein. Das erklärt, warum Sie, wenn Sie länger wach bleiben, kurz vor oder um Mitternacht nochmals Hunger kriegen. Sie können noch eine Kleinigkeit essen, am besten eine warme, leicht verdauliche Speise, aber eben nicht zu viel.

Abendessen

Aus ayurvedischer Sicht ist es gut, abends noch zu essen. Für Vata- und Pitta-Typen ist es fatal, eine Mahlzeit auszulassen. Es müssen keine Unmengen sein, aber eine kleine Speise sollten Sie essen, damit Ihr Verdauungsfeuer nochmals in Aktion treten kann. Kapha-Menschen kommen abends noch vor Einsetzen der Kapha-Zeit um 17.00 bis 18.30 Uhr auch nur mit warmer Suppe zurecht.

Wenn Sie die Tagesqualitäten in Ihrem Alltag berücksichtigen, können Sie die Elemente zu Ihrem Vorteil nutzen.

Die Jahreszeiten

Alle Jahreszeiten stehen unter einem bestimmten Dosha-Einfluss. Je nachdem, welches Dosha vorherrscht, können wir mit Ayurveda erfolgreich Gesundheitsmaßnahmen ergreifen, damit wir vor allem in den Übergangszeiten unsere Energie aufbauen und stärken können.

Frühling – Kapha herrscht vor. Alles sprießt und wächst, ist vollgesogen mit Feuchtigkeit.

Sommer – Pitta dominiert. Wenn es heiß und trocken ist, sehnen wir uns nach Kühle und einem regulierenden Gewitter.

Herbst – Vata-Zeit. Die Zeit der wirbelnden Blätter und der aufsteigenden Drachen.

Winter – Vata-Kapha dominiert bei trockener Kälte; **Kapha-Vata** bei nasser Kälte.

Im **Sommer**, wenn es (hoffentlich) heiß ist, dominiert Pitta, das Feuerelement, und wir brauchen Kühlung. Hüpfen Sie in den Teich, gehen Sie schwimmen, fahren Sie ans Meer oder spazieren Sie in kühlen Wäldern.

Ganz im Gegensatz zum **Winter**, wenn der Wind durch die Ritzen bläst und uns die Kälte mit erhöhtem Vata-Element zu schaffen macht. Da brauchen wir geheizte Räume und ein schönes Feuer, um uns zu wärmen, und gleichzeitig genügend Feuchtigkeit in den Zimmern, damit wir nicht austrocknen.

Bei **nass-kalten Wintern** mischt sich Kapha als feuchte, klamme Kälte noch zur trockenen Kälte dazu. Auch hier ist es wichtig, sich warm zu halten und mit etwas Schärfe im Essen und Trinken der Feuchtigkeit, Schleimigkeit entgegenzuwirken.

Das Lebensalter

Auch unser Lebensalter ist den Dosha zugeordnet. In unseren Lebenszyklen durchlaufen wir viele Prozesse, und die Lebensabschnitte können mit den Eigenschaften der Dosha logisch erklärt werden. Unsere Körperstrukturen verändern sich im Laufe unseres Alters.

Kapha-Qualität = 0 bis 18 Jahre Die Kindheit und Jugend ist vergleichbar mit dem Frühling. Kapha ist die Hauptqualität der Jugendzeit. Alles ist prall und voll entwickelt, sozusagen »im Saft«. Kinder und Jugendliche müssen daher regelmäßig und ordentlich essen. Damit die Gewebe sich richtig entwickeln können, braucht es speziell in jungen Jahren Nahrung von bester Qualität. Hier wird bereits der Grundstock für unsere langwährende Gesundheit im Alter gelegt.

Pitta-Qualität = 18 bis 65 Jahre Das mittlere Lebensalter entspricht dem Sommer und Frühherbst, Pitta herrscht vor. Es wird geprägt von klaren Zielen, die umgesetzt werden möchten. In dieser Periode ist es wichtig, das Feuer nicht überschießen zu lassen und auf Ausgleich zu achten. Regelmäßige Massagen sowie Regenerations- und Entschlackungskuren sind von Vorteil, damit die Körpergewebe lange frisch bleiben und sich keine chronischen Krankheiten manifestieren.

Vata-Qualität = 65 bis 110 Jahre Das Alter steht für Spätherbst und Winter. Vata herrscht vor. Je nachdem, wie viel wir von unseren Vitalessenzen bereits verbraucht haben, kommt das Alter rascher oder langsamer spürbar auf uns zu. Kälte und Trockenheit herrschen vor. Die Gewebe trocknen rascher aus, die Gelenke sind nicht mehr so beweglich, die Muskulatur nimmt schneller ab, alles wird ein bisschen weniger (sogar die Körpergröße). Die Kapha-Säfte der Jugend gehen nach und nach verloren, ebenso der Pitta-Elan des mittleren Lebensabschnitts. Spätestens jetzt hat Schmierung und Feuchtigkeit (innen und außen) höchste Priorität. Es ist speziell im Alter wichtig, gut nährende, saftige, aber leicht verdauliche Ernährung aufzunehmen.

Lebensmittelkombinationen

Nach der ayurvedischen Lehre sollten bestimmte Lebensmittel nicht miteinander kombiniert werden. Nahrung, die nicht zusammenpasst und unweigerlich zu gesundheitlichen Problemen führen wird, sollte man strikt vom Speiseplan streichen. In der Ayurveda-Lehre heißt der Begriff: Samyoga.

Unverträgliche Lebensmittelkombinationen sind z. B.:

Fisch mit Milch, Milcheis mit heißen, sauren Früchten, Milcheis mit Mineralwasser, Milch mit Zitronen, Knoblauch oder Radieschen, Ghee mit Honig zu gleichen Teilen.

Der körperliche und seelische Zustand beim Essen

Die körperliche und seelische Verfassung hat einen großen Einfluss darauf, wie wir Nahrung vertragen. Achten Sie auf sich und schlagen Sie notfalls eine nett gemeinte Einladung zum Abendessen aus, wenn ein stressiger Tag hinter Ihnen liegt und Sie eigentlich nur ein heißes Bad nehmen und früh ins Bett gehen wollen. So vermehren Sie Sattva und ersparen sich Ärger.

Das Umfeld beim Essen

Es spielt eine große Rolle, wie es Ihnen gerade geht, wann und wo Sie essen, ob der Essplatz schön gedeckt ist, ob Sie in Ruhe essen können, wo sich die Küche befindet, ob die Küche aufgeräumt ist oder Chaos herrscht, ob Sie alleine essen, mit lieben Menschen am Tisch sitzen oder ein angenehmes Raumklima herrscht. Alle Details ergeben immer ein Ganzes!

Die wichtigste Person in der Küche

Wer den Kochlöffel in der Küche schwingt, der hat eindeutig viel Verantwortung und Macht! Daher braucht es dort vorzugsweise stabile Kapha-Pitta- oder Kapha-Vata-Menschen, die in Ruhe das Zepter in der Hand halten. Wo gut gekocht wird, ist das Herz am rechten Fleck. Nicht umsonst ist die »Küche à la Mama« eine bevorzugte, auch für Kinder ab 20! In der Küche soll gute Energie herrschen, mit Freude gekocht werden, dann stimmt diese auch danach beim Essen.

Lebensmittel und ihre Wirkungen

Jedes Lebensmittel setzt sich aus den fünf Elementen – Äther, Wind, Feuer, Wasser, Erde – zusammen und hat seine ureigene »Konstitution« inne. Die unterschiedlichen Aromen und deren Wirkung auf die Dosha unterstützen unsere Stoffwechselvorgänge. Je nachdem, welchen Effekt man über das Essen erreichen möchte, können die Geschmacksrichtungen genau auf die Bedürfnisse der jeweiligen Person abgestimmt werden.

Roh oder gekocht

Die Wirkung von Lebensmitteln auf den Körper kann sich verändern, je nachdem, ob diese im rohen oder gekochten Zustand aufgenommen werden. So ist z.B. Zwiebel in rohem Zustand von scharfem und beißendem Geschmack und daher für Pitta-Typen nicht geeignet. Gekocht wird sie aber süß, ist somit weit zuträglicher und kann auch von Pitta-Personen genossen werden.

Erhitzend oder kühlend

Mit den richtigen Gewürzen kann man dem eigenen Kälte- oder Hitzeempfinden entgegensteuern.
> Salzige, saure, scharfe Lebensmittel wirken erhitzend
> Süße, herbe und bittere Lebensmittel wirken kühlend

Typgerecht kochen und genießen

Dosha-Ausgleich

Gewürz-mischungen

Lebensmittel-listen

Die folgenden Rezepte in diesem Buch sind ausgewogen und harmonisch für alle Dosha-Typen erstellt. Wenn Sie für Ihre Familie oder Freunde kochen, die wahrscheinlich unterschiedliche Dosha haben, können Sie die Rezepte genau so wie im Rezeptteil angegeben verwenden. Damit harmonisieren und unterstützen Sie alle Bioenergien und können nichts verkehrt machen.

Zusätzlich können Sie die Gerichte noch individuell verfeinern und abschmecken, indem Sie entweder die passende Dosha-Gewürzmischung verwenden (siehe entsprechende Karte mit der Rezeptur oder fertig gekaufte Mischung). Oder Sie wählen anhand der beiliegenden Lebensmittellisten diejenigen Gewürze und Kräuter aus, die zu Ihrem Typ passen. Sie können diese zusätzlich beim Kochen verwenden oder Sie stellen sie direkt auf den Esstisch.

Wenn Sie die Zutaten variieren möchten, verwenden Sie die auf Ihre Typologie abgestimmten Lebensmittel. Eine praktische Übersicht geben die beigefügten Lebensmittellisten.

Wichtige Tipps zur typgerechten Rezeptanpassung

Die individuelle Dosha-Konstitution kann durch viele Umstände beeinflusst und aus dem Gleichgewicht gebracht werden. Eine typgerechte Ayurveda-Ernährung kann dazu beitragen, mögliche Verschiebungen zu vermeiden oder auszugleichen.

Harmonisierende Ernährungs- und Kochtipps für Vata-Dosha

Speisen für Vata-Typen müssen nahrhaft, aufbauend und wärmend sein. Generell gilt: Üppiger und reichlicher als für die anderen Typen! Dünne Süppchen, magere oder kalte Speisen tun dem Vata-Typ nicht gut. Saurer, salziger und süßer Geschmack sollte im Essen vorherrschen.

> 1 EL mehr Ghee als in den Rezepten angegeben zum Aufschäumen der Kräuter schadet nie.

> Zusätzlich ein paar Spritzer Zitronensaft bei klaren Suppen, Soßen, Curries und Chutneys, und etwas mehr Sahne bei gebundenen Suppen und Soßen. Auch etwas mehr Steinsalz und Süße als angegeben können verwendet werden.

> Nichts Kaltes essen und trinken.

> Essen Sie 3 Mal am Tag warm und wenn Sie zwischendurch einen Energieabfall oder Hunger haben.

> Die typgerechten Vata-harmonisierenden Lebensmittel, mit denen Sie die Rezepte ergänzen oder ersetzen können, finden Sie auf der Lebensmittelliste für Vata-Typen.

»Erden und Schmieren« ist die Devise, damit den leichten und trockenen Vata-Elementen entgegen gewirkt werden kann. Mit vollem Bauch hebt auch ein Vata-Typ nicht so leicht ab, sondern macht zufrieden am besten noch ein kleines Schläfchen nach dem Essen, bevor die wuseligen Vata-Energien wieder zu neuen Taten rufen.

Harmonisierende Ernährungs- und Kochtipps für Pitta-Dosha

Speisen für Pitta-Typen sollen nicht zu fett, nicht zu scharf und auf keinen Fall zu sauer sein. Genügend bittere, herbe und süße Substanzen sind wichtig, damit das feurige Element nicht zu stark lodert. Übersäuerung ist ein Thema, mit dem Pitta-Typen häufiger zu kämpfen haben. Zu viel Säure macht heiß, und zu viel lodernde Hitze wird als überschüssige Energie in starke Leidenschaft verwandelt, die dem Pitta-Typen, seinem Körper und vor allem seinen Mitmenschen keine Freude bereitet.

› Für die Rezepte können Sie zusätzlich Pitta-harmonisierende Zutaten verwenden (siehe Lebensmittelliste).

› Generell können Sie mit bitteren, herben Gemüsen und Kräutern ergänzen.

› Etwas mehr Nudeln, Getreide, süßes Obst und Gemüse sind erlaubt, um das Gemüt zu beruhigen.

› Nehmen Sie mittags frische Salate oder Rohkost dazu.

› Kühlende Getränke sind erlaubt.

› Die wichtigste Regel: Warten Sie nicht, bis Sie hungrig sind, sondern essen Sie, sobald das Verdauungsfeuer ruft.

› Halten Sie immer eine Notfallreserve bereit. Hunger macht schlechte Laune!

Harmonisierende Ernährungs- und Kochtipps für Kapha-Dosha

Speisen für Kapha-Typen dürfen scharf sein. Es gilt, den Stoffwechsel anzukurbeln. Der salzige, süße und saure Geschmack sollte auf keinen Fall überwiegen und für Kapha-harmonisierendes Essen nur in kleinsten Mengen verwendet werden.

› Hier muss mit Chili und Pfeffer nicht gespart werden. Greifen Sie üppig zu scharfen Zutaten.

› Empfehlenswert sind Lebensmittel, die bitter und herb sind sowie zusammenziehend wirken (wie z. B. Kurkuma)

> Würzen Sie kräftiger mit getrockneten oder frischen, scharfen Kräutern.

> Reduzieren Sie die in den Rezepten angegebenen Mengen an Öl bzw. Ghee.

> Nehmen Sie etwas weniger süße und salzige Zutaten als in den Rezepten angegeben.

> Ab und zu auf das Dessert verzichten, oder halbieren Sie es.

> Genießen Sie kleinere Portionen, kauen Sie langsam und gut.

> Regelmäßige Suppen-Fastentage und ein paar Tage im Monat »Dinner Canceling« tun dem Kapha-Typ gut.

> Leichte und vor allem warme, gekochte Speisen, sowie heiße und warme Getränke reduzieren übermäßiges Kapha.

> Nach dem Essen soll sich der Kapha-Typ bewegen.

> Verzichten Sie auf Zwischenmahlzeiten!

> Die typgerechten Kapha-harmonisierenden Lebensmittel, mit denen Sie die Rezepte ergänzen oder ersetzen können, finden Sie auf der Lebensmittelliste für Kapha-Typen.

Mit typgerechter Kapha-Küche ist für die bekannte Kapha-Lethargie kein Platz mehr, welche Ihnen unnötige Pölsterchen bescheren würde. Auf keinen Fall sollten Sie tagsüber ein ausgedehntes Nickerchen machen, auch wenn das Sofa lockt.

Tipps zum Kochen und Genießen für Dualdosha-Typen

Wenn Sie ein Dualdosha- oder Tridosha-Typ sind, halten Sie sich bitte an die Tipps der beiden Dosha, die bei Ihnen vorherrschen. Verwenden Sie vorwiegend die Lebensmittel aus den Listen für Ihren ermittelten Mischtyp.

Tipps zum Kochen und Genießen für Tridosha-Typen

Tridosha-Typen können in der Fülle aller Zutaten und Geschmacksrichtungen die Rezepte genauso übernehmen, wie sie im Buch angegeben sind.

Pikantes Kräuteromelette

ZUTATEN

4 PERSONEN > 1 PERSON

1 > ¼ Zwiebel
2 > ½ Knoblauchzehe(n)
2 EL > ½ EL Petersilie, möglichst frisch, sonst getrocknet
2 EL > ½ EL Schnittlauch, möglichst frisch, sonst getrocknet
1 TL > ¼ TL Kerbel, möglichst frisch, sonst getrocknet
½ > ⅛ Paprikaschote (rot, gelb oder grün)
4 > 1 Ei(er) oder Eiersatz
100 ml > 25 ml Reismilch
2 EL > ½ EL Ghee

---

4 Msp. > 1 Msp. Pfeffer, schwarz, frisch gemahlen
1 TL > ½ TL Paprikapulver, edelsüß
½ TL > 2 Msp. Kurkuma
2 Msp. > ½ Msp. Anis, gemahlen
2 Msp. > ½ Msp. Ingwerpulver
½ TL > 2 Prisen Steinsalz

---

150 g > 40 g Hüttenkäse

VORBEREITUNG

Zwiebel und Knoblauch schälen und in kleine Würfel hacken. Die Kräuter waschen, trockenschütteln und fein hacken. Paprika waschen, entkernen und in kleine Würfel schneiden. Die restlichen Zutaten bereitstellen.

ZUBEREITUNG

1 Eier in einer Schüssel schaumig schlagen. Reismilch dazugeben und ¾ der gehackten Kräuter und die Paprikawürfel vorsichtig hinzufügen.

2 Ghee in einer großen Pfanne erhitzen, alle gemahlenen Gewürze (außer Salz) zum Ghee hinzufügen und aufschäumen lassen.

3 Zwiebeln darin glasig werden lassen. Knoblauch dazugeben, umrühren und das Zwiebel-Knoblauch-Gewürzgemisch möglichst gleichmäßig in der Pfanne verteilen.

4 Die Eier-Reismilch darüber gießen und die Hitze reduzieren. Die Masse stocken lassen, dann vorsichtig wenden und auf der anderen Seite leicht anbräunen.

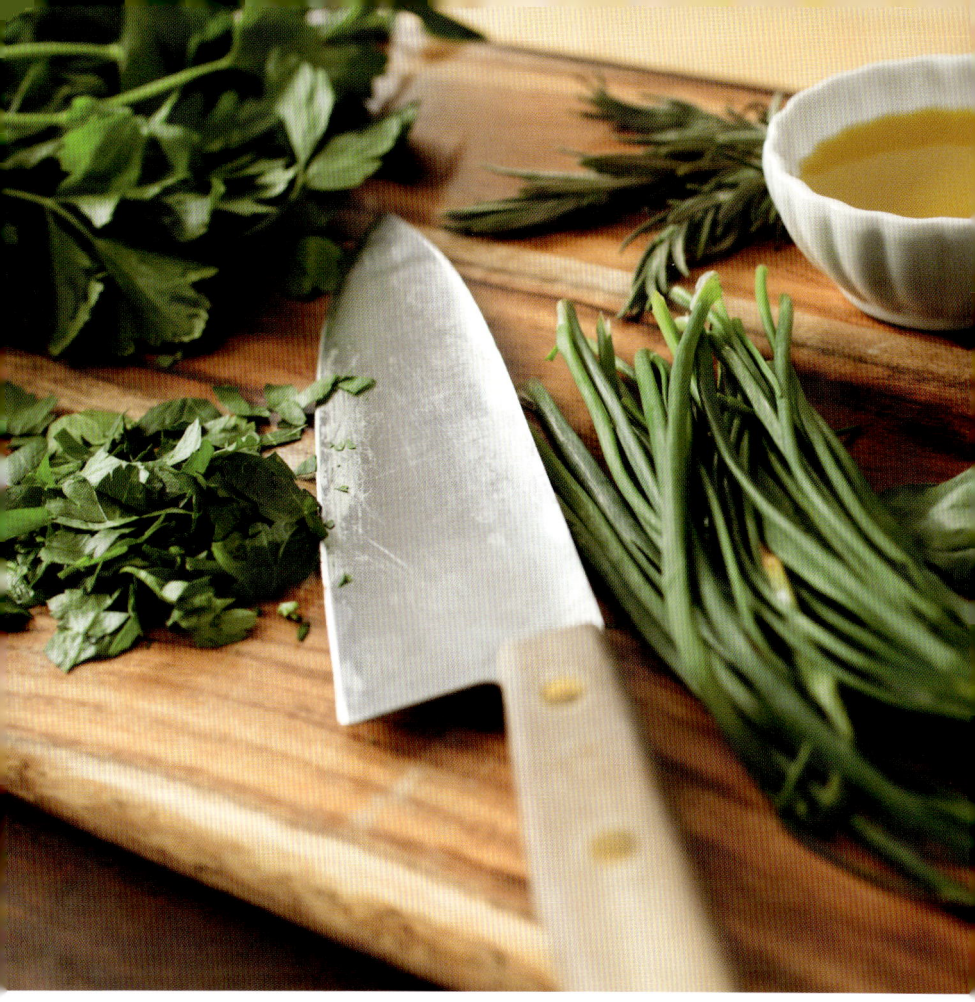

5 Hüttenkäse auf dem Omelette verteilen, salzen und noch eine Minute ziehen lassen. Zum Schluss eine Hälfte des Omelettes über die andere klappen und auf einem großen Teller mit den Kräutern garniert servieren. Bei Bedarf etwas Pfeffer aus der Mühle darüber streuen.

Essen fertig in ca. 15 Min.

TIPP Jeder nimmt sich, was er mag – meist muss man schnell sein!

Exotische Wach-auf-Suppe

ZUTATEN

4 PERSONEN › 1 PERSON

6 g › 1,5 g Algen, z. B. Nori-Algen
1 › ¼ Karotte, mittelgroß
150 g › 40 g Tofu
2 cm › ½ cm Ingwer
2 EL › ½ EL Schnittlauch, frisch

---

1 TL › ¼ TL Kreuzkümmel
2 › ½ Stck. Langer Pfeffer (Pippali)
1 TL › ¼ TL Kapha-Gewürzmischung
(siehe Rezept auf der Karte)
1 TL › ½ TL Kurkumapulver
2 TL › ½ TL Meersalz

---

2 EL › ½ EL Sesamöl
100 g › 25 g Reisflocken
1 l › ¼ l Wasser
2 EL › ½ EL Zitronensaft
1 EL › ¼ EL Sojasoße

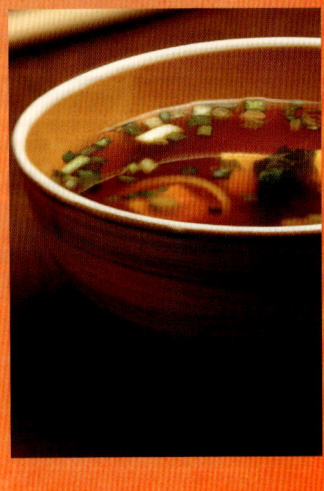

VORBEREITUNG

Algen mit etwas heißem Wasser übergießen und ca. 10 Min. stehen lassen. Abgießen und in grobere Stücke schneiden.

Karotte waschen und in kleine Scheiben schneiden. Tofu in kleine Würfel schneiden. Ingwer klein hacken. Schnittlauch in Röllchen schneiden. Kreuzkümmel und Langen Pfeffer frisch mörsern. Die anderen Zutaten bereitstellen.

ZUBEREITUNG

1 Sesamöl in einem Suppentopf erhitzen, Kapha-Gewürzmischung und die restlichen Gewürze außer Salz hinzufügen und kurz aufschäumen.

2 Reisflocken dazugeben und kurz anrösten. Die geschnittenen Algen, Ingwer, Karotten und Tofu zufügen und mit dem Wasser aufgießen. Zitronensaft, Sojasoße und Salz dazugeben und die Suppe bei mittlere Hitze ca. 20 Min. köcheln lassen.

3 Schnittlauchröllchen einstreuen und die Suppe servieren.

Essen fertig in ca. 30 Min.

Morgenmuffel*smoothie*

VORBEREITUNG

Ingwer und Kurkumawurzel in grobe Würfel schneiden. Karotte(n), Knollen- und Stangensellerie putzen, waschen und grob zerkleinern. Petersilie waschen und grob zerpflücken.
Orange schälen und grob zerteilen. Birne waschen und in große Würfel schneiden.
Restliche Zutaten bereitstellen.

ZUBEREITUNG

1. Apfel- und Zitronensaft in einen Standmixer geben, die Hälfte der geschnittenen Zutaten dazugeben und mixen. Dann die zweite Hälfte zugeben und so lange mixen, bis eine sämige Konsistenz erreicht ist.

2. Heißes Wasser dazugeben, Leinöl dazu tropfen und den Smoothie mit Salz und Pfeffer würzen. Honig dazugeben und erneut kurz mixen.

   Essen fertig in ca. 10 Min.

TIPP Gibt Kraft und Energie am Morgen.

Besonders gut für Pitta- oder Kapha-Dosha geeignet.

ZUTATEN

4 PERSONEN › **1 PERSON**

3 cm › 1 cm Ingwer
2 cm › ½ cm Kurkumawurzel, frisch
2 › ½ Karotte(n)
70 g › 20 g Knollensellerie
100 g › 25 g Stangensellerie
4 EL › 1 EL Petersilie, frisch
1 › ¼ Orange
1 › ¼ Birne
600 ml › 150 ml Apfelsaft, naturtrüb
2 EL › ½ EL Zitronensaft
200 ml › 50 ml gekochtes Wasser, heiß
1 TL › ¼ TL Leinöl
½ TL › 2 Prisen Pfeffer, gemahlen
1 Hauch › 1 Prise Salz
3 EL › 2 TL Honig, flüssig

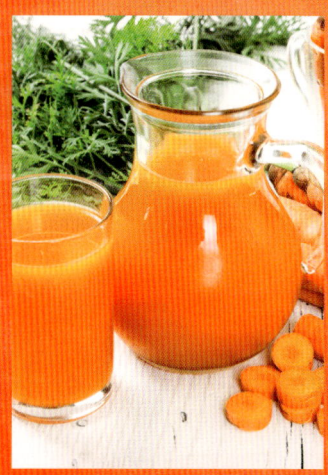

*Hafer*flocken-Muffins

ZUTATEN

4 PERSONEN › 1 PERSON

300 g › 75 g Butter
2 Äpfel › ½ Apfel
2 › ½ Banane(n), reif
2 EL › ½ EL Ghee
350 g › 85 g feine Haferflocken

---

2 › ½ Sternanis
1 EL › ¼ EL Gewürznelken
½ TL › 2 Msp. Kurkuma
½ EL › ½ TL Zitronengraspulver

---

2 › 1 Ei(er) oder Eiersatz
250 g › 65 g Vollrohrzucker
1 › ¼ Päckchen Vanillezucker
500 g › 125 g Quark
500 g › 125 g Vollkorndinkelmehl
2 TL › ½ TL Weinsteinbackpulver
4 EL › 1 EL Hafer- oder Dinkelmilch,
bei Bedarf

AUSSERDEM:
Fett für die Muffinform

VORBEREITUNG

Backofen auf 175 °C vorheizen. Die Muffinform einfetten. Küchenmaschine oder Mixer bereitstellen.
Butter leicht erwärmen, so dass sie fast flüssig ist. Äpfel waschen und mit der Schale raspeln. Banane(n) mit der Gabel zerdrücken.
Ghee in einer Pfanne erhitzen und die Haferflocken darin leicht anrösten. Sternanis und Gewürznelken mörsern, restliche Zutaten bereitstellen.

ZUBEREITUNG

1   Eier bzw. Eiersatz mit den Quirlen eines Handmixers schaumig rühren. Butter, Zucker und Vanillezucker dazugeben und einige weitere Minuten gut verrühren.

2   Quark, Äpfel und Bananen untermischen, Mehl mit Backpulver und allen Gewürzen zufügen und gut verrühren.

3   Haferflocken unterrühren. Falls der Teig zu fest ist, etwas Hafer- oder Dinkelmilch dazugeben.

4   Den Teig in die Muffinmulden füllen und ca. 20 Min. backen.

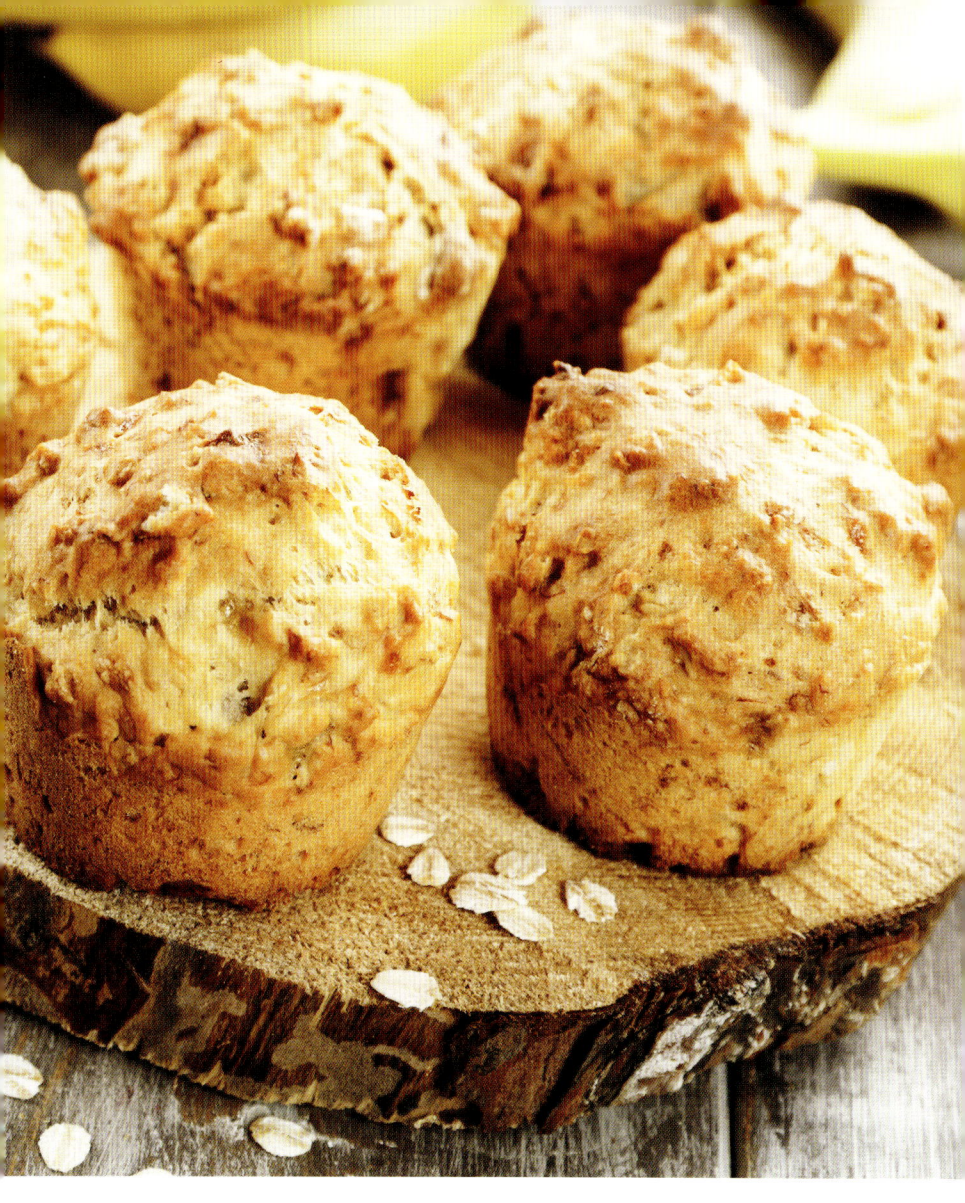

Essen fertig in ca. 30 Min. plus ca. 20 Minuten Backzeit

TIPP Schmeckt köstlich und kann auch als Dessert mit einer Vanillesoße gereicht werden.

Dattel-Kokos-Porridge

ZUTATEN

4 PERSONEN > 1 PERSON

100 g > 25 g Datteln ohne Stein
250 ml > 65 ml heißes Wasser zum
Einweichen der Datteln

1 TL > ¼ TL Kardamomsamen
1 TL > ¼ TL Gewürznelken
1 EL > ¼ EL Rosenblüten
1 TL > ¼ TL Anissamen
1 TL > 1 Prise Salz

3 EL > 1 EL Ghee
120 g > 30 g Reisflocken
40 g > 10 g Kokosraspeln
40 g > 10 g Haselnüsse, gehackt
1 l > 250 ml Mandelmilch
2 EL > ½ EL Kakaopulver

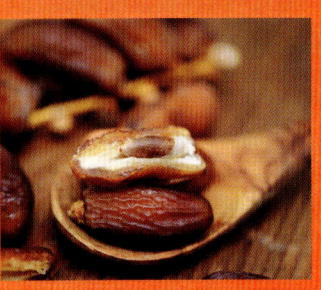

VORBEREITUNG

Datteln in kleine Stücke schneiden und im heißen Wasser ca. 5 – 10 Min. einweichen.
Gewürze frisch mörsern. Alle restlichen Zutaten bereitstellen.

ZUBEREITUNG

1 Ghee in einem Topf erhitzen. Alle Gewürze und das Salz hinzufügen und kurz aufschäumen lassen.

2 Reisflocken, Kokosraspeln und Haselnüsse darin unter ständigem Rühren anrösten. Mandelmilch aufgießen und gut rühren, damit keine Klumpen entstehen.

3 Das Ganze aufkochen lassen und ca. 5 Min. unter ständigem Rühren bei kleiner Hitze köcheln lassen. Das überschüssige Einweichwasser der Datteln abgießen und die Dattelstücke unter den Porridge mischen. Erneut kurz aufkochen lassen.

4 Den Dattel-Kokos-Porridge im Teller oder in einer Schüssel servieren, mit Kakaopulver bestreuen und genießen.

Essen fertig in ca. 20 Min.

Nuss-Quinoa-*Brei*

VORBEREITUNG

Das Wasser zum Kochen bringen. Äpfel oder Birnen waschen und in kleine Stücke schneiden. Gewürze und restliche Zutaten bereitstellen.

ZUBEREITUNG

1 Quinoa in das kochende Wasser einstreuen und 7 Min. bei kleiner Hitze köcheln lassen.

2 Das geschnittene Obst, Rosinen, Cranberrys und Zucker dazugeben und weiterköcheln lassen, bis das Ganze eine breiartige Konsistenz erreicht hat und nicht mehr zu flüssig ist.

3 In der Zwischenzeit Ghee in einer Pfanne erhitzen, die Gewürze mit dem Salz dazugeben und aufschäumen lassen. Walnüsse darin anrösten und in den Brei einrühren.

4 Bei Bedarf noch etwas heißes Wasser dazugeben, damit die Masse nicht zu dick wird.

Essen fertig in ca. 15 – 20 Min.

ZUTATEN

4 PERSONEN ❯ **1 PERSON**

6 Tassen ❯	1½ Tassen Wasser
2 Äpfel ❯	½ Apfel oder Birne(n)

1 TL ❯	¼ TL Tridosha-Gewürzmischung, süß (siehe Rezept auf der Karte)
1 TL ❯	¼ TL Zimt, gemahlen
1 TL ❯	¼ TL Kardamom
1 Msp. ❯	1 Prise Salz

3 Tassen ❯	¾ Tassen Quinoa
2 EL ❯	½ EL Rosinen
1 EL ❯	¼ EL Cranberrys
2 EL ❯	½ EL Vollrübenzucker
1 EL ❯	¼ EL Ghee
2 EL ❯	½ EL Walnüsse, gehackt

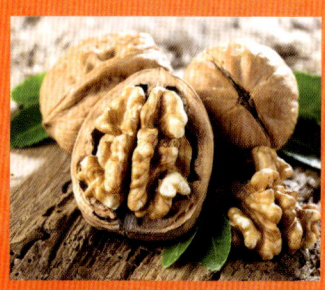

Maiskuchen mit Apfelmus

ZUTATEN

4 PERSONEN › 1 PERSON

ZUTATEN FÜR MAISKUCHEN
3	›	1 Ei(er) oder Eiersatz
500 g	›	125 g Maisgrieß, fein
100 g	›	25 g Vollkorndinkelmehl
1 P.	›	¼ P. Weinsteinbackpulver
300 g	›	75 g Naturjoghurt
1 EL	›	¼ EL Zitronensaft
150 ml	›	40 ml Wasser

6	›	1 ½ Safranfäden
½ TL	›	2 Prisen Kurkuma
2 EL	›	½ EL Rosenwasser
1 TL	›	¼ TL Steinsalz

2 EL	›	½ EL Ghee

ZUTATEN FÜR APFELMUS
1 kg	›	250 g Äpfel
100 ml	›	25 ml Wasser
2 EL	›	½ EL Zitronensaft
2 EL	›	½ EL Vollrohrzucker

½ TL	›	1 Prise Bourbonvanille
½ EL	›	¼ TL Zimt
1 EL	›	¼ EL Kardamom, gemahlen

VORBEREITUNG

Backofen auf 200 °C vorheizen. Alle Zutaten bereitstellen. Backblech fetten oder mit Backpapier auslegen.

ZUBEREITUNG MAISKUCHEN

1 Eier schaumig schlagen. Maisgrieß, Mehl und Backpulver, Joghurt, Zitronensaft und Wasser miteinander verquirlen.

2 Gewürze und Ghee dazugeben und gut verrühren.

3 Den Teig möglichst gleichmäßig dick auf das vorbereitete Backblech streichen, in den vorgeheizten Ofen geben und in ca. 40 Min. goldbraun backen.

4 Den Kuchen nach dem Backen etwas auskühlen lassen. In Quadrate oder Rhomben schneiden.

ZUBEREITUNG APFELMUS

1 Äpfel waschen, putzen, schälen und in Spalten schneiden.

2 Wasser mit Zitronensaft in einem Topf erhitzen. Die geschnittenen Äpfel, Zucker und Gewürze hinzufügen und ca. 10 – 15 Min. bei kleiner Hitze kochen lassen.

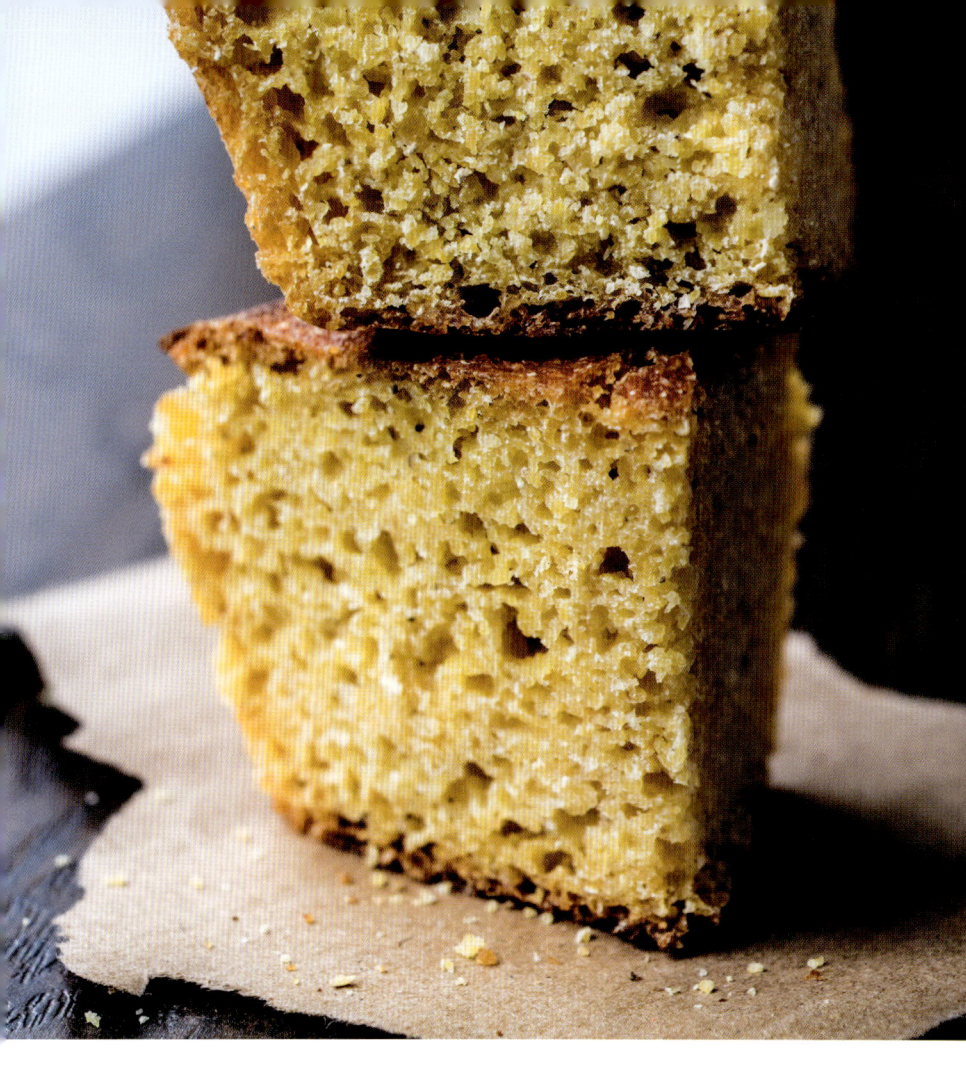

3 Mit einem Stabmixer fein pürieren und bei Bedarf noch etwas nachwürzen oder etwas Wasser zufügen, falls das Mus zu fest ist. Das Mus zum Kuchen reichen.

Maiskuchen fertig in ca. 50 Min.
Apfelmus fertig in ca. 20 Min.

TIPP Ein Frühstück für Sonn- und Feiertage!

Rote-Bete-Suppe

ZUTATEN

4 PERSONEN > 1 PERSON

500 g > 125 g Rote Bete, roh
200 g > 50 g Sellerieknollen
1 > ¼ Kartoffel, groß
1 > ¼ Zwiebel, groß
1 > ¼ Orange

---

2 TL > ½ TL Thymian, gerebelt
1 EL > ¼ EL Anis, ganz
1 TL > ¼ TL Pfeffer, weiß
1 TL > ¼ TL Kümmel, ganz
6 > 2 Wacholderbeeren
½ TL > 2 Msp. Zimtpulver
1 TL > ¼ TL Kurkumapulver
2 Lorbeerblätter > ½ Lorbeerblatt
2 TL > ½ TL Salz

---

3 EL > 2 TL Ghee
2 EL > ½ EL Himbeeressig
1,2 l > 300 ml Wasser
250 ml > 65 ml Sauerrahm
frischer Thymian nach Belieben

VORBEREITUNG

Rote Bete, Sellerieknollen und Kartoffel waschen, schälen und in Würfel schneiden

Zwiebel und Orange schälen und in kleine Stücke schneiden. Thymian, Anis, Pfeffer, Kümmel und Wacholderbeeren im Mörser vermischen und mörsern. Die übrigen Zutaten bereitstellen.

ZUBEREITUNG

1 Ghee in einem Suppentopf erwärmen, alle Gewürze bis auf Salz zufügen und kurz aufschäumen lassen.

2 Rote Bete dazugeben, sofort den Essig zufügen und umrühren. Die Sellerie-, Kartoffel- und Zwiebelwürfel dazugeben und mit Wasser aufgießen. Das Ganze 5 Min. stark kochen lassen.

3 Orangenstücke dazugeben. Die Suppe ca. 40 Min. bei geringer bis mittlerer Hitze auf gut 1 Liter bzw. 250 ml reduzieren lassen, dabei immer wieder umrühren.

4 Die Suppe mit einem Mixstab pürieren. Sauerrahm zufügen, mit dem Pürierstab erneut kurz mixen.

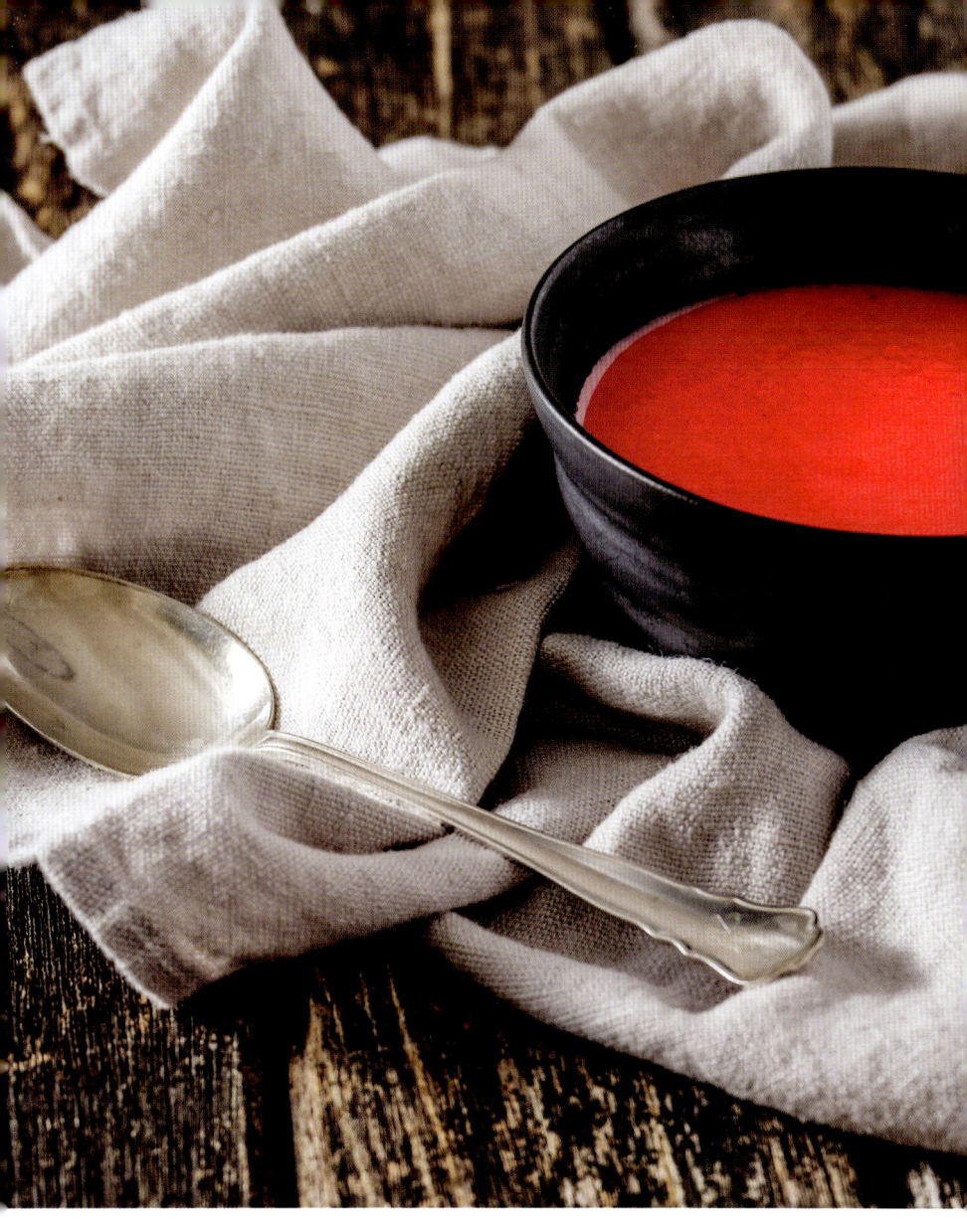

5 Die Rote-Bete-Suppe zum Schluss salzen und vor dem Servieren nach Belieben mit frischem Thymian verfeinern.

Essen fertig in ca. 1 Std.

*Gersten*suppe

ZUTATEN

4 PERSONEN › **1 PERSON**

1 › ¼	Zwiebel, groß
2 › ½	Knoblauchzehe(n)
½ › ⅛	Stange Lauch
2 › ½	Karotte(n), klein
100 g › 25 g	Räuchertofu

2 Stck. › ½ Stck.	Langer Pfeffer (Pippali), ganz
1 TL › ¼ TL	Salbeiblätter, gerebelt
1 EL › ¼ EL	Estragon, gerebelt
1 TL › ¼ TL	Kreuzkümmel
6 › 2	Gewürznelken
2 Msp. › ½ Msp.	Asafoetida
1 TL › ¼ TL	Koriandersamen
2 Msp. › ½ Msp.	Chilisamen
1 EL › ¼ EL	Paprikapulver, edelsüß

2 EL › ½ EL	Rapsöl
200 g › 50 g	Graupen
2 EL › ½ EL	Balsamicoessig, dunkel
1,2 l › 300 ml	Wasser
2 TL › ½ TL	Salz
2 EL › ½ EL	Crème fraîche

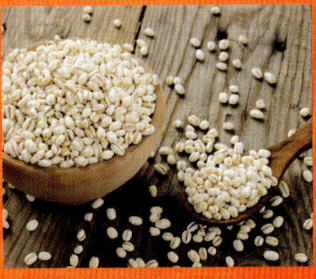

VORBEREITUNG

Zwiebel und Knoblauch schälen und in Würfel hacken. Lauch und Karotte(n) waschen, putzen und in feine Scheiben schneiden. Räuchertofu in kleine Würfel schneiden und zur Seite stellen. Alle Gewürze bis auf das Paprikapulver im Mörser vermischen und mörsern. Die übrigen Zutaten bereitstellen.

ZUBEREITUNG

1 Rapsöl in einem Suppentopf erhitzen. Die Gewürze (ohne das Paprikapulver) zufügen und kurz aufschäumen lassen.

2 Zwiebel- und Knoblauchwürfel darin kurz dünsten. Karotten, Lauch und Graupen dazugeben und leicht anrösten.

3 Zum Schluss mit Paprikapulver bestreuen, umrühren und mit Essig ablöschen. Danach sofort mit Wasser aufgießen, aufkochen lassen und salzen. Ca. 30 Min. bei keiner Hitze köcheln lassen.

4 Räuchertofu zufügen, umrühren und 10 Min. köcheln lassen. Zum Schluss die Suppe mit Crème fraîche verfeinern.

Essen fertig in ca. 50 Min.

Feines Kohlrabi*süppchen*

VORBEREITUNG

Kohlrabi schälen, putzen und in Stücke schneiden. Kümmel, Anis und Fenchel frisch mahlen oder mörsern. Die restlichen Zutaten bereitstellen.

ZUBEREITUNG

1 Ghee in einer Pfanne erhitzen. Vata-Gewürzmischung hineingeben und kurz aufschäumen.

2 Die Linsen und Kohlrabi in das Gewürzghee streuen, gut verrühren und kurz anschwitzen. Kümmel, Anis und Fenchel sowie Basilikum und Pfeffer dazugeben. Erneut umrühren und mit Wasser aufgießen.

3 Das Kohlrabisüppchen salzen und den Zitronensaft dazugeben. 10 Min. gut kochen lassen, dann die Hitze reduzieren und weitere 25 Min. bei geringer Hitze köcheln lassen.

Essen fertig in 40 Min.

ZUTATEN

4 PERSONEN ❯ 1 PERSON

450 g ❯ 115 g Kohlrabi

1 TL ❯ ¼ TL Kümmel
1 TL ❯ ¼ TL Anissamen
1 TL ❯ ¼ TL Fenchelsamen
1 TL ❯ ¼ TL Vata-Gewürzmischung
(siehe Rezept auf der Karte)
1 TL ❯ ¼ TL Basilikum, gerebelt
¼ TL ❯ 1 Prise Pfeffer, weiß,
gemahlen
3 TL ❯ ¾ TL Steinsalz

2 EL ❯ ½ EL Ghee
150 g ❯ 40 g rote Linsen
1 l ❯ 250 ml Wasser
2 EL ❯ ½ EL Zitronensaft,
frisch gepresst

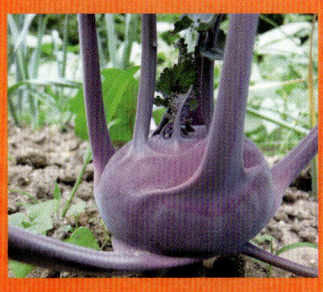

Tomaten-Fenchel-Suppe

ZUTATEN

4 PERSONEN > 1 PERSON

1 > ¼ rote Zwiebel
2 Zehen > ½ Zehe Knoblauch
150 g > 40 g Fenchelknollen
150 g > 40 g Hokkaidokürbis
150 g > 40 g Tomaten
1 > ¼ kleine Chilischote, frisch

---

1 TL > ¼ TL Kapha-Gewürzmischung
(siehe Rezept auf der Karte)
2 TL > ½ TL Bohnenkraut, gerebelt
½ TL > 1 Prise Kurkuma
½ TL > 1 Prise Rosmarin, gerebelt
1 TL > 1 Prise Paprikapulver,
edelsüß
2 TL > ½ TL Salz

---

2 EL > ½ EL Ghee
1 l > 250 ml Wasser
1 TL > 2 Spritzer Zitronensaft
2 EL > 1 TL Kürbiskernöl

VORBEREITUNG

Zwiebel und Knoblauch schälen und in Würfel schneiden. Fenchel waschen, putzen, den Strunk entfernen und in mittelgroße Würfel schneiden. Kürbis waschen, putzen, die Kerne entfernen und grob würfeln. Tomaten waschen, den Stielansatz entfernen und vierteln. Chilischote zerkleinern. Die Gewürze ohne Salz im Mörser mischen. Die restlichen Zutaten bereitstellen.

ZUBEREITUNG

1 Ghee in einem Topf erhitzen, die Gewürze bis auf das Salz zufügen und kurz aufschäumen lassen.

2 Zwiebel- und Knoblauchwürfel kurz anschwitzen, danach geschnittenen Fenchel, Kürbis und Tomaten hinzufügen, gut umrühren und leicht anschwitzen.

3 Das Wasser angießen und alles aufkochen lassen. Chili und Zitronensaft dazugeben, salzen und 30 Min. köcheln lassen.

4 Zum Schluss pürieren und evtl. noch etwas nachsalzen. Mit Kürbiskernöl beträufeln und servieren.

Essen fertig in ca. 40 Min.

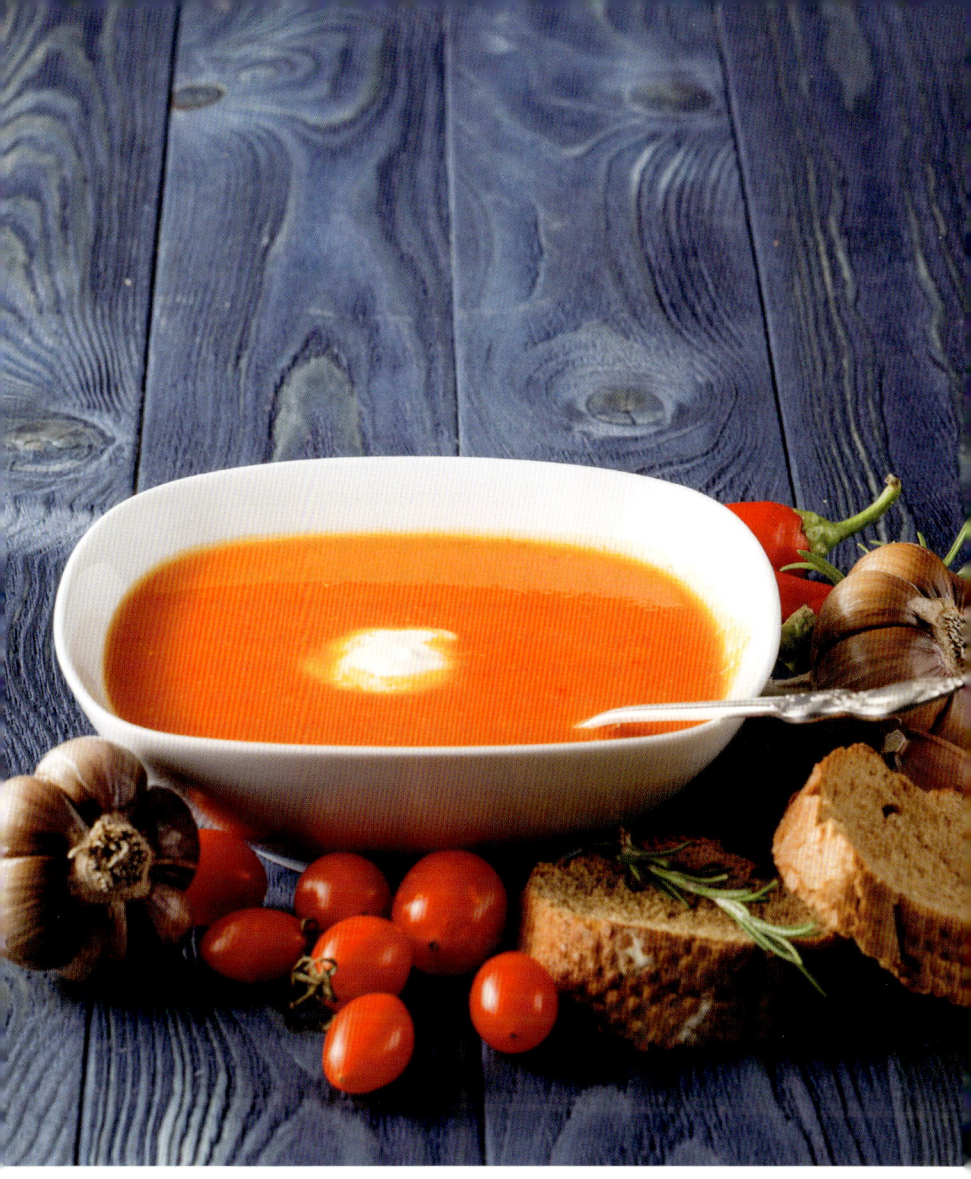

TIPP Schmeckt leicht und gleichzeitig erdend. Mit frischen Kräutern – passend zu Ihrem Dosha – schmeckt die Suppe noch aromatischer. Nach Belieben mit einem Klecks Sahne verfeinern.

Brokkoli-Crèmesuppe

ZUTATEN

4 PERSONEN 〉 **1 PERSON**

650 g 〉 165 g Brokkoli
2 cm 〉 ½ cm Ingwer

---

1 EL 〉 ¼ EL Fenchelsamen
½ TL 〉 2 Msp. Pfefferkörner, schwarz
¼ TL 〉 1 Msp. Chilisamen
1 TL 〉 ¼ TL Estragon, gerebelt
½ TL 〉 2 Msp. Muskatblütenpulver
1 EL 〉 ½ TL Salz
1 EL 〉 ¼ EL Vata-Gewürzmischung
     (siehe Rezept auf der Karte)

---

2 EL 〉 ½ EL Ghee
1 l 〉 250 ml Wasser
150 g 〉 40 g Crème fraîche

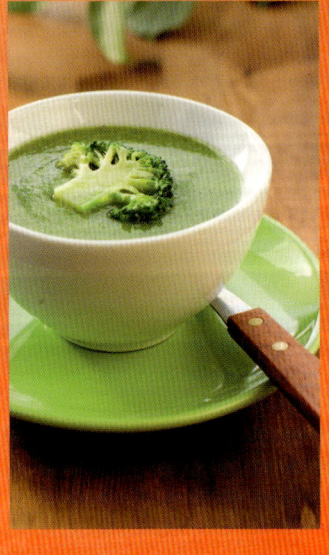

VORBEREITUNG

Brokkoli waschen und in Röschen teilen. Den Stiel schälen und in Würfel schneiden. Ingwer kleinschneiden. Fenchelsamen, Pfefferkörner, Chilisamen und Estragon mörsern. Die restlichen Gewürze sowie die Vata-Gewürzmischung bereitstellen.

ZUBEREITUNG

1 Ghee in einem Suppentopf erhitzen, Vata-Gewürzmischung zufügen und kurz aufschäumen lassen.

2 Brokkoli und Ingwer dazugeben und umrühren. Die restlichen Gewürze in den Topf geben und mit Wasser aufgießen.

3 Das Ganze 20 Min. gut köcheln lassen. Crème fraîche einrühren und erneut kurz aufkochen.

4 Die Suppe zum Schluss pürieren und evtl. noch etwas nachsalzen.

Essen fertig in ca. 30 Min.

TIPP Im Sommer können Sie die Suppe mit frischen Gänseblümchen garnieren.

Irenes *Almsuppe*

VORBEREITUNG

Kümmel nur ganz wenig im Mörser anquetschen. Muskatnuss reiben oder gemahlen verwenden. Alle restlichen Zutaten bereitstellen.

ZUBEREITUNG

1. Ghee in einem Topf erhitzen, Kümmel zufügen und kurz im Ghee aufschäumen lassen.

2. Mit Wasser aufgießen. Muskatnuss, Kurkuma und Salz dazugeben und das Ganze 5 Min. köcheln lassen.

3. Buttermilch, Sauerrahm und Mehl gründlich miteinander verquirlen und langsam unter ständigem Rühren in das kochende Wasser einrühren. So entstehen keine Klümpchen.

4. Die Suppe aufkochen lassen und weitere 10 Min. auf kleiner Flamme weiter kochen lassen.

Essen fertig in ca. 30 Min.

TIPP Dazu passen gekochte Kartoffeln oder geröstete Brotstückchen. Wer mag, kann auch noch einen Schuss Kürbiskernöl dazugeben.

ZUTATEN

4 PERSONEN ❭ 1 PERSON

4 PERSONEN	1 PERSON
1 EL ❭	¼ EL Kümmelsamen
½ TL ❭	2 Prisen Muskatnuss
½ TL ❭	2 Prisen Kurkuma
2 EL ❭	½ EL Salz
1 EL ❭	¼ EL Ghee
500 ml ❭	125 ml Wasser
500 ml ❭	125 ml Buttermilch
200 ml ❭	50 ml Sauerrahm
2 EL ❭	1 TL Vollkorndinkelmehl

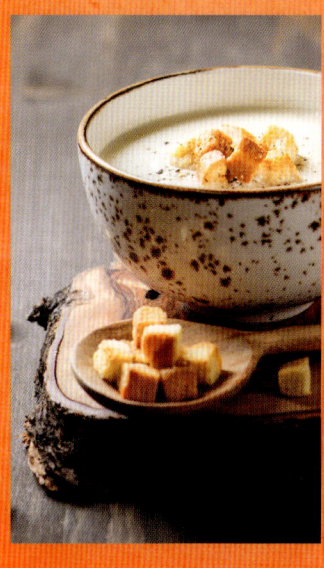

Cremige Spinatsuppe

ZUTATEN

4 PERSONEN › 1 PERSON

500 g ›	125 g frischer Spinat
2 ›	1 Kartoffel(n), klein
2 ›	½ Knoblauchzehe(n)
2 ›	½ Frühlingszwiebel(n)

1 TL ›	¼ TL Kreuzkümmel
2 Msp. ›	½ Msp. Chilipulver
1 EL ›	¼ EL Liebstöckel
1 EL ›	¼ EL Koriandersamen
1 TL ›	¼ TL Rosmarin, gerebelt
1 TL ›	¼ TL Oregano, gerebelt
1 EL ›	½ TL Meersalz

2 EL ›	½ EL Ghee
1 l ›	250 ml Wasser
200 ml ›	50 ml Sojasahne

gehackte Chiliringe nach Belieben
frische Petersilie oder Koriander

VORBEREITUNG

Spinat waschen, grobe Stiele entfernen und die Blätter grob zerteilen. Kartoffel(n) waschen, schälen und in Würfel schneiden. Knoblauch schälen und durch die Knoblauchpresse drücken. Frühlingszwiebel(n) waschen, putzen und in Ringe schneiden.
Die Gewürze ohne das Salz frisch mörsern. Die restlichen Zutaten bereitstellen.

ZUBEREITUNG

1 Ghee in einem Topf erhitzen, die Gewürze außer Salz dazugeben und kurz aufschäumen lassen.

2 Spinat, Kartoffel(n), Knoblauch und Frühlingszwiebel(n) dazugeben und das Ganze salzen. Das Wasser aufgießen und alles ca. 30 Min. köcheln lassen.

3 Danach die Spinatsuppe mit dem Pürierstab mixen. Die Sojasahne untermischen und kurz aufkochen lassen. Evtl. etwas nachsalzen. Zum Schluss frische Chiliringe sowie Petersilie oder Koriander darübergeben. Fertig.

Essen fertig in ca. 40 Min.

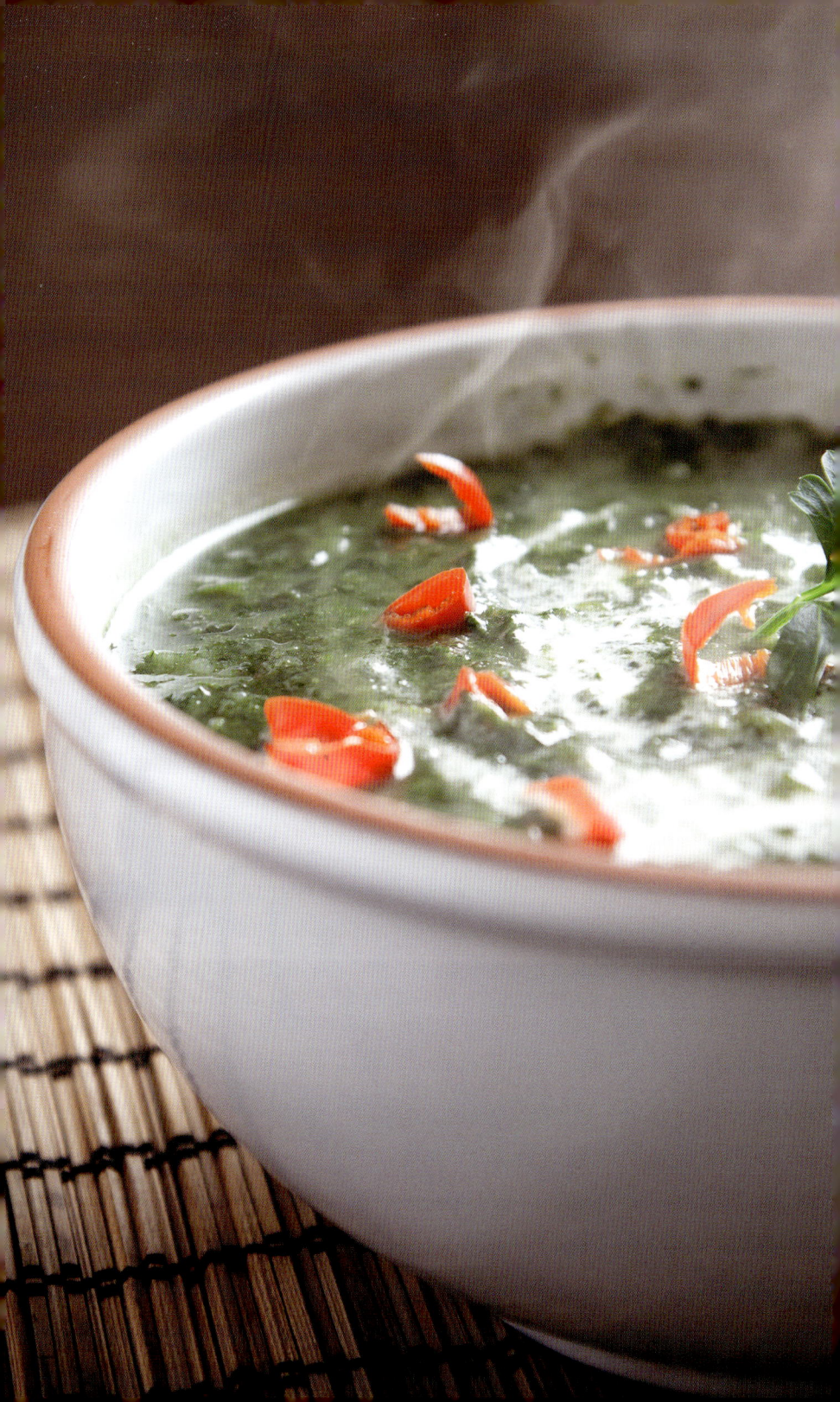

Spezial-Ratatouille

ZUTATEN

4 PERSONEN › 1 PERSON

1 › ¼ Zucchini
1 › ¼ kleine Aubergine
1 › ¼ Kohlrabi
3 › ¾ Paprika, verschiedene Farben
4 › 1 Tomate(n)
1 › ¼ Zwiebel
2 › ½ Knoblauchzehe(n)

½ TL › 4 Stck. Pfefferkörner, schwarz
½ TL › 4 Stck. Koriandersamen
1 EL › ¼ EL Kapha-Gewürzmischung
(siehe Rezept auf der Karte)
½ TL › 2 Msp. Kurkumapulver
½ TL › 2 Msp. Paprikapulver, scharf
1 TL › ¼ TL Petersilie, gerebelt
1 TL › ¼ TL Thymian, gerebelt
2 TL › ½ TL Meersalz

2 EL › ½ EL Ghee
1 › ¼ Apfel
1 › ¼ Mozzarella
1 EL › ¼ EL Olivenöl
1 EL › ¼ EL Balsamicoessig, dunkel
1 EL › ¼ EL Zitronensaft
einige Blättchen Basilikum

VORBEREITUNG

Backofen auf 140 °C vorheizen. Eine feuerfeste Auflaufform einfetten. Zucchini, Aubergine, Kohlrabi, Paprika und Tomate(n) waschen und ggf. putzen. Ein Drittel davon in kleine Stücke schneiden. Restliches Gemüse in etwa 1,5 cm dicke Scheiben schneiden. Zwiebel und Knoblauch schälen und würfeln. Pfeffer und Koriander mösern. Alle restlichen Zutaten bereitstellen.

ZUBEREITUNG

1   Ghee in einer größeren Stielpfanne erhitzen. Kapha-Gewürzmischung darin kurz aufschäumen lassen.

2   Zwiebelwürfel andünsten, Knoblauch und das klein geschnittene Gemüse darin anbraten. In eine Schüssel geben und mit dem Pürierstab zu einer groben Paste zerkleinern.

3   Die Paste mit den restlichen Gewürzen vermischen, salzen und pfeffern. Die Hälfte davon auf den Boden der Auflaufform streichen.

4 Apfel entkernen und in ca. 1,5 cm dicke Scheiben schneiden. Gemüse- und Apfelscheiben farblich abwechselnd fächerförmig in die Auflaufform auf die Paste schichten.

5 Die zweite Hälfte der Paste mit einem Löffel gleichmässig auf dem Gemüse verteilen. Mit Backpapier abdecken und bei 170 °C ca. 45 Min. backen.

6 Kurz aus dem Ofen nehmen, Mozzarella in Würfel schneiden und auf das Ratatouille legen. Weitere ca. 10 bis 15 Min. bei 140 °C weiterbacken.

7 Währenddessen Öl, Essig, Zitronensaft, etwas Salz und Pfeffer vermischen und in eine kleine Sprühflasche für Lebensmittel füllen. Kurz vor dem Servieren auf die Ratatouille sprühen. Oder das Dressing mit einem kleinen Löffel über das Ratatouille tropfen. Mit frischem Basilikum garnieren und servieren.

Essen fertig in ca. 2 Std.

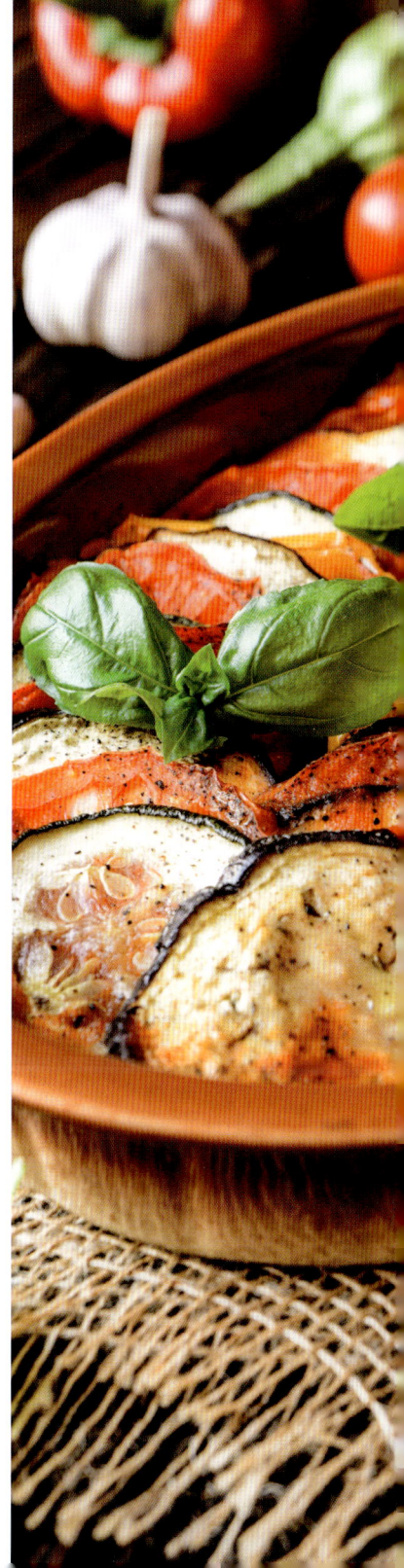

Fröhliche Spießer

ZUTATEN

4 PERSONEN › 1 PERSON

ZUTATEN FÜR DIE SPIESSE
2 › ½ Zwiebel(n)
1 › ¼ Paprika, grün
100 g › 25 g Hokkaidokürbis
1 › ¼ Aubergine oder Zucchini
1 › ¼ Fenchelknollen
2 › ½ Tomate(n)
200 g › 50 g Räuchertofu
4 EL › 1 EL Olivenöl
2 EL › ½ EL Limettensaft

2 EL › ½ EL Kräutersalz
1 EL › ¼ EL Rosmarin, gemahlen
1 EL › ¼ EL Oregano, gerebelt
1 TL › ¼ TL Pfeffer, schwarz, gemahlen
1 TL › ¼ TL Kurkuma
1 EL › ¼ EL Paprikapulver, edelsüß

etwas Ghee für das Blech
Zusätzlich: Holzspieße

ZUTATEN FÜR DEN DIP
250 g › 65 g Sauerrahm
100 g › 25 g Joghurt
2 EL › ½ EL Petersilie, frisch gehackt
1 TL › ¼ TL Kardamompulver
1 TL › ¼ TL Steinsalz

VORBEREITUNG

Backofen auf 220 °C Grad vorheizen. Backblech mit Ghee einreiben. Zwiebel(n) schälen und in 2 cm dicke Spalten schneiden. Paprika waschen, entkernen und in breite Streifen schneiden. Kürbis waschen und in etwa 2 cm dicke Stücke teilen. Aubergine oder Zucchini, Fenchel und Tomate(n) waschen, putzen und in mundgroße Stücke schneiden. Räuchertofu ebenfalls in 2 cm große Würfel schneiden.

Eine Marinade aus Öl, Limettensaft, Kräutersalz und den Gewürzen zubereiten. Gut verrühren. Alle restlichen Zutaten bereitlegen.

ZUBEREITUNG

1 Die Gemüsestücke und den Tofu in unterschiedlicher Reihenfolge auf die Holzspieße stecken.

2 Die Gemüsespieße mit der Marinade einpinseln und auf das Backblech legen.

3 Die Spieße ca. 10 Min. backen, dann die Hitze reduzieren und bei 170 °C Grad weitere 15 Min. fertig backen.

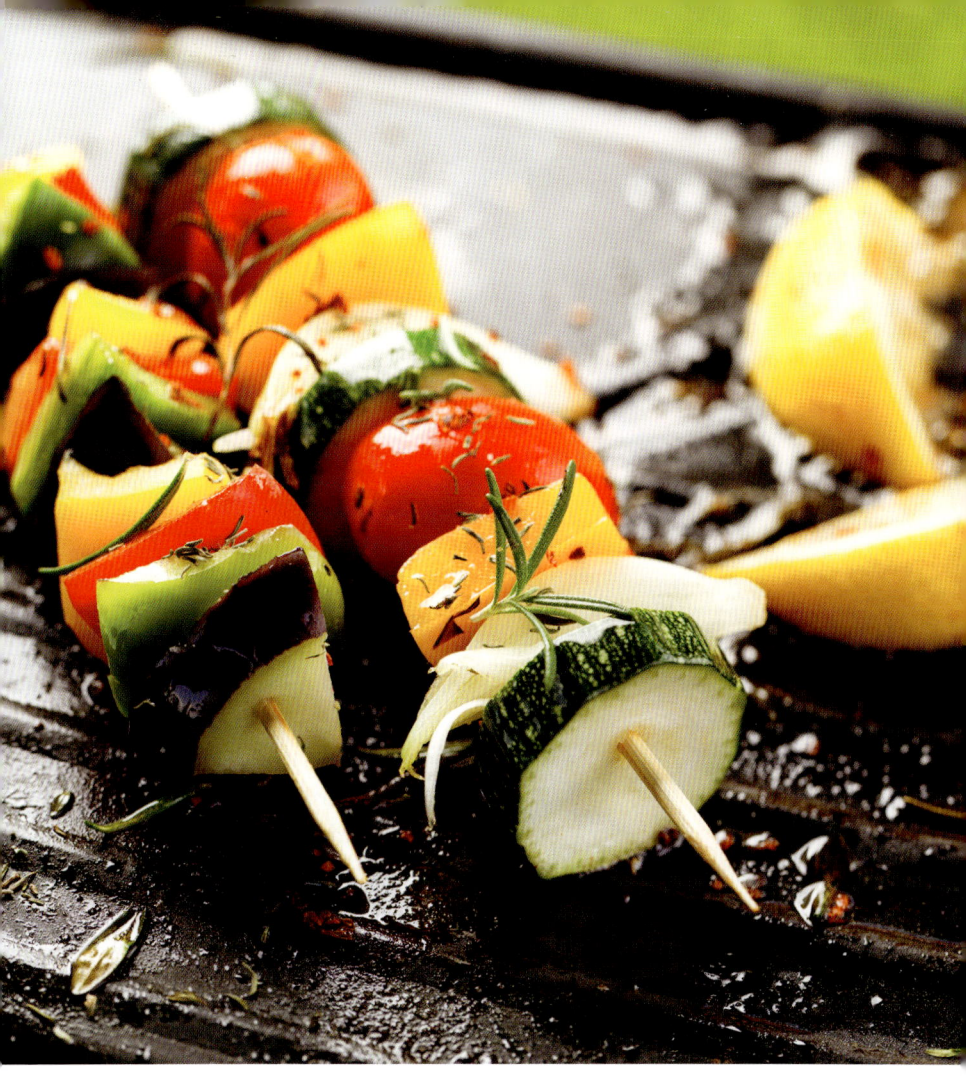

4 Währenddessen alle Zutaten für den Dip miteinander vermischen und das Ganze 5 Min. ziehen lassen.

5 Zum Schluss die Spieße nach Belieben noch mit etwas Kräutersalz bestreuen und zusammen mit dem Dip servieren.

Essen fertig in ca. 35 Min.

*Kicher*erbsencurry

ZUTATEN

4 PERSONEN > 1 PERSON

200 g > 50 g Kichererbsen
1 > ½ rote Zwiebel
3 > ¾ Tomate(n)
2 > ½ cm Ingwer
2 cm > ½ cm frische Chilischote

---

1 EL > ¼ EL Koriandersamen
1 TL > ¼ TL Anissamen
1 TL > ¼ TL Kreuzkümmelsamen
½ TL > 4 Stck. Pfefferkörner, weiß
1 EL > ¼ EL Kapha-Gewürzmischung
(siehe Rezept auf der Karte)
3 Prisen > 1 Prise Asafoetida
alternativ: 3 > 1 Knoblauch-
zehe(n)
2 TL > ½ TL Steinsalz

---

2 EL > ½ EL Ghee
2 EL > ½ EL Zitronensaft
2 EL > ½ EL Walnüsse, gehackt
150 ml > 40 ml Sojasahne
2 EL > ½ EL Koriander, frisch gehackt

VORBEREITUNG

Kichererbsen mindestens 5 bis 6 Std. in reichlich Wasser einweichen. Wasser abgießen und die Kichererbsen ca. 35 Min. in reichlich frischem Wasser kochen.

Zwiebel schälen und in Würfel schneiden. Knoblauch schälen und pressen. Tomate(n) waschen und in Würfel schneiden. Ingwer und Chili in sehr kleine Stücke schneiden. Je 1 Msp. bzw. ½ TL davon verwenden. Koriandersamen, Anis, Kreuzkümmel und Pfeffer frisch mörsern. Alle restlichen Zutaten bereitstellen.

ZUBEREITUNG

1   Ghee am besten in einem Wok erhitzen, die Kapha-Gewürzmischung und die frisch gemörserten Gewürze darin kurz aufschäumen lassen. Dann die geschnittene Zwiebel und ggf. den Knoblauch dazugeben und kurz andünsten.

2   Die gekochten Kichererbsen abseihen und im Wok mit dem Gewürzghee sowie Asafoetida und Steinsalz vermengen.

3   Dann die Tomate(n) dazugeben und mit Zitronensaft beträufeln.

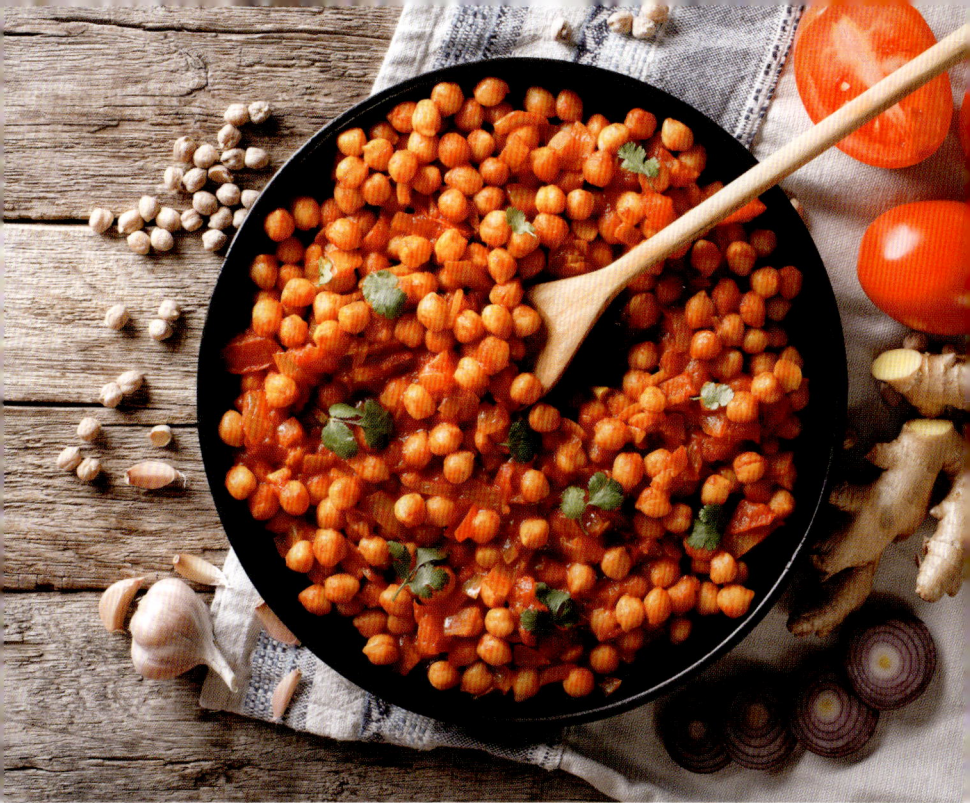

Kurz aufkochen lassen. Nun noch den klein geschnittenen Ingwer und die frische Chilischote dazufügen und umrühren.

4 Die Walnüsse einstreuen und mit Sojasahne aufgießen. Bei niedriger Temperatur ca. 5 Min. leicht köcheln lassen. Mit Salz und Pfeffer abschmecken und mit dem Korianderkraut bestreut servieren.

Essensvorbereitung: Einweichen 5 bis 6 Std. plus weitere 35 Minuten kochen
Essen dann fertig in ca. 20 Min.

TIPP Kartoffeln oder Reis passen hervorragend dazu. Wenn das Curry länger steht, legt es noch an Schärfe zu.

Mallorca-Sommer-Paella

ZUTATEN

4 PERSONEN > 1 PERSON

90 g > 25 g	Bohnen, weiß
2 > ½	Zwiebel(n)
4 > 1	Knoblauchzehe(n)
90 g > 25 g	Maiskörner aus dem Glas
4 > 1	Tomate(n)
100 g > 25 g	Mangold oder Spinat
120 g > 30 g	grüne Stangenbohnen
140 g > 35 g	Aubergine
½ > ⅛	Paprikaschote, rot und gelb
6 > 2	schwarze Oliven, halbiert

½ TL > ⅛ TL	Pfefferkörner, weiß
1 EL > ¼ EL	Kapha-Gewürzmischung (siehe Rezept auf der Karte)
½ TL > ⅛ TL	Chilipulver
6 Fäden > 1,5 Fäden	Safran
1 TL > ¼ TL	Kurkuma
1 EL > ¼ EL	Oregano, gerebelt
1 TL > ¼ TL	Rosmarin, gerebelt
1 ½ EL > 2 TL	Meersalz

6 EL > 1 ½ EL	Ghee
400 > 100 g	Rundkornreis
700 ml > 175 ml	Wasser
2 EL > ½ EL	Zitronensaft
2 EL > ½ EL	schwarze Oliven
2 EL > ½ EL	Petersilie, frisch gehackt

VORBEREITUNG

Weiße Bohnen mindestens 6 bis 7 Std. einweichen, dann in frischem Wasser 30 Min. kochen lassen und abseihen. Zwiebel und Knoblauch schälen und klein schneiden. Den Pfeffer frisch mörsern. Die restlichen Gewürze mischen. Mais abtropfen lassen.
Gemüse waschen, putzen und schneiden. Alle übrigen Zutaten bereitstellen.

ZUBEREITUNG

1 Ghee in der Pfanne erhitzen, die Gewürze darin aufschäumen. Zwiebel(n) und Knoblauch andünsten. Reis einrieseln lassen und anbraten. Vorerst ½ Liter bzw. 100 ml Wasser aufgießen und 5 Min. aufkochen. Solange dünsten, bis der Reis glasig ist.

2 Das geschnittene Gemüse dazugeben, auf kleiner Flamme 20 Min. weiterköcheln lassen.

3 Zitronensaft, Oliven und die weißen Bohnen dazumischen und weitere 10 Min. köcheln. Sobald die Paella zu dicklich wird, restliches Wasser nachgießen.

4 Zum Schluss mit der Petersilie bestreuen und servieren.

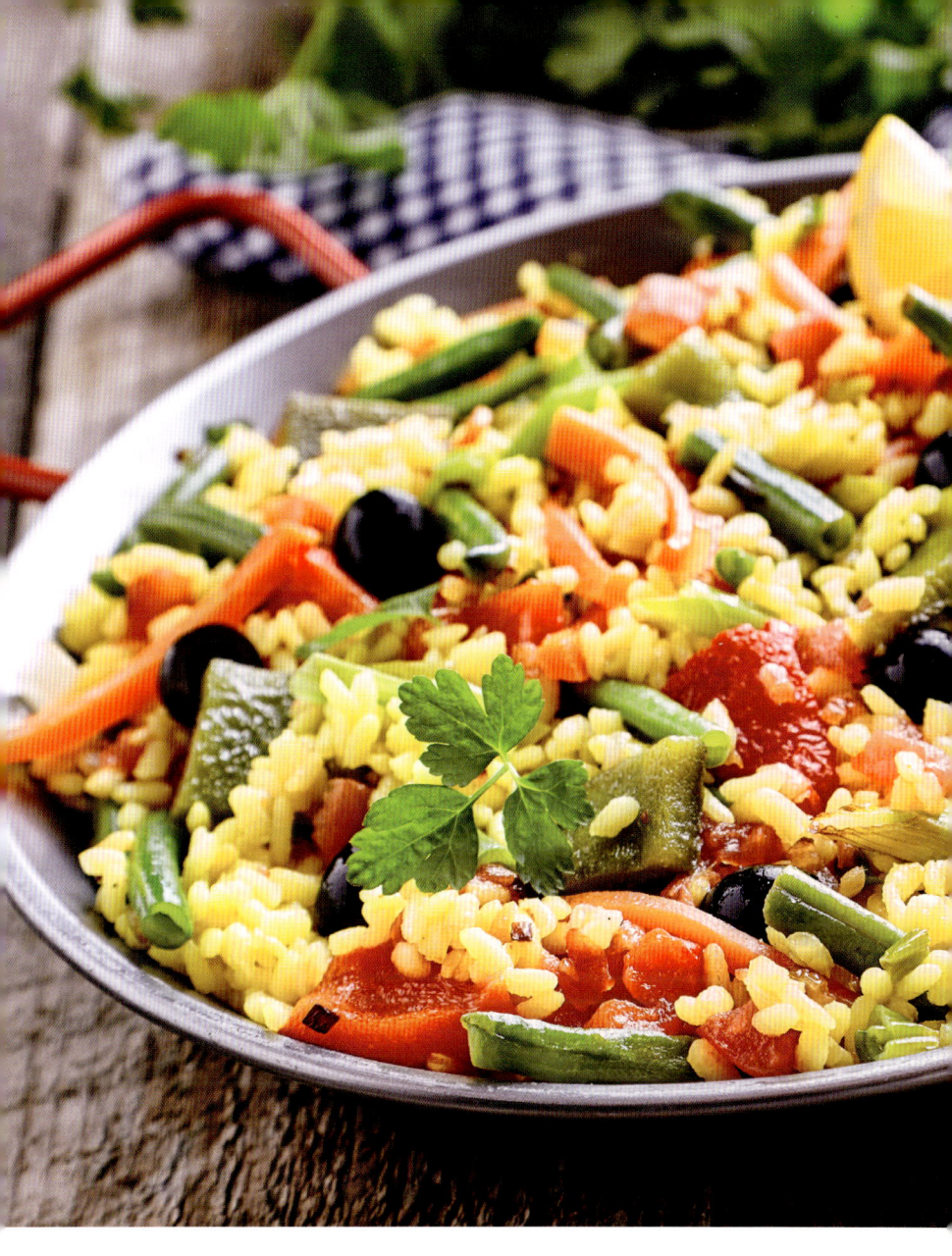

Essen fertig in ca. 8 Stunden (mit Einweichzeit)
in ca. 50 Min. (ohne Einweichzeit)

*Buchweizen*frikadellen

ZUTATEN

4 PERSONEN > 1 PERSON

150 g > 40 g	Buchweizen
400 ml > 100 ml	Wasser
2 > ½	Zwiebel(n)
2 > ½	Knoblauchzehe(n)
2 > ½	kleine Karotte(n)
4 EL > 1 EL	Parmesan

1 > ¼ TL	Anissamen
1 EL > ¼ EL	Thymian, gerebelt
1 EL > ¼ EL	Basilikum, getrocknet
½ TL > 1 Msp.	Pfeffer, schwarz, gemahlen
½ TL > 1 Msp.	Kurkuma
¼ TL > 1 Msp.	Muskatnuss
3 > ¾ TL	Kräutersalz

10 EL > 2 ½ EL	Ghee, plus 2 EL zum Anrösten der Zwiebel, Rest für die Laibchen
2 > 1	Ei(er) oder Eiersatz
4 EL > 1 EL	Vollkornbrösel
2 EL > ½ EL	Leinsamen
2 EL > ½ EL	Petersilie, frisch gehackt
evtl. etwas	Buchweizenmehl

VORBEREITUNG

Buchweizen im Wasser aufkochen und ca. 25 Min. auf kleinster Flamme quellen lassen. Danach zur Seite stellen und etwas abkühlen lassen.
Zwiebel(n), Knoblauch und Karotten schälen, ggf. putzen und klein schneiden.
Parmesan reiben und die restlichen Zutaten und Gewürze bereitstellen.

ZUBEREITUNG

1 2 EL bzw. ½ EL Ghee in der Pfanne erhitzen, Zwiebel und Knoblauch darin anrösten, alle Gewürze außer Salz darüberstreuen und kurz mitrösten.

2 In einer Schüssel den Buchweizen mit Eiern, Bröseln, Leinsamen, Parmesan und restlichen Zutaten sowie Salz vermengen. Evtl. noch etwas Mehl zufügen, falls die Masse zu flüssig ist.

3 Mit nassen Händen kleine Laibchen formen.

4 In der Pfanne das restliche Ghee erhitzen und die Laibchen goldgelb auf beiden Seiten backen.

Essen fertig in ca. 60 Min.

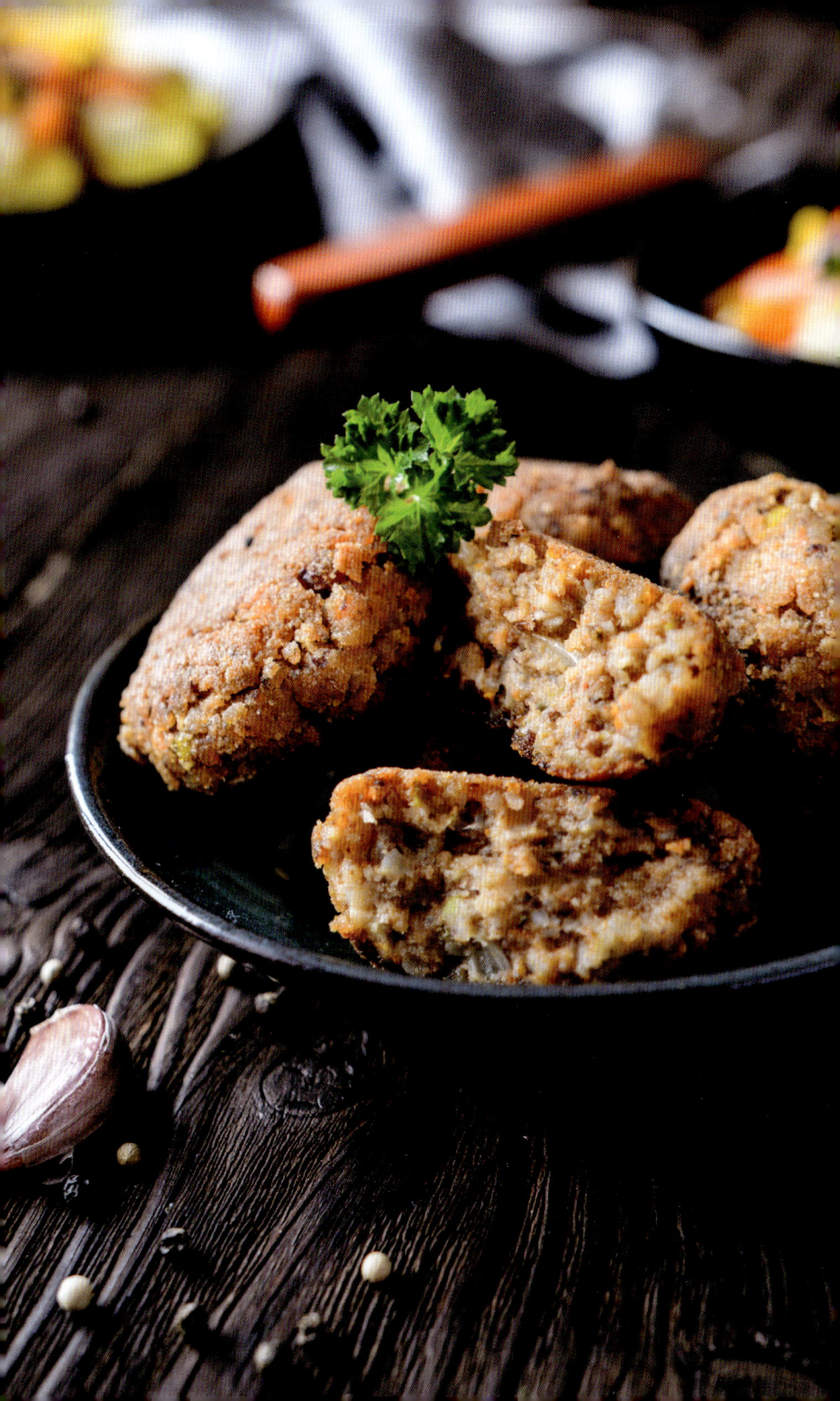

*Kraut*fleckerl

ZUTATEN

4 PERSONEN › 1 PERSON

ZUTATEN

450 g › 115 g Weißkraut (Weißkohl)
2 › ½ Zwiebel(n)
350 g › 90 g Nudeln (Farfalle oder Hörnchen)

2 EL › ½ EL Kümmel, ganz
1 TL › ¼ TL Kreuzkümmel, ganz
¼ TL › 1 Msp. Pfeffer, schwarz, gemahlen
¼ TL › 1 Msp. Kurkuma
¼ TL › 1 Msp. Asafoetida
2 TL › ½ TL Steinsalz

4 EL › 1 EL Ghee
2 TL › ½ TL Vollrohrzucker
3 EL › 2 TL Weißweinessig
150 ml › 40 ml Wasser
Schnittlauchröllchen zum Garnieren

VORBEREITUNG

Weißkohl putzen und in feine Streifen schneiden. Zwiebel(n) schälen und in kleine Würfel schneiden. Die Nudeln in ausreichend Wasser bissfest kochen, abseihen und zur Seite stellen. Kümmel und Kreuzkümmel im Mörser anquetschen (nicht fein mahlen). Alle restlichen Gewürze und Zutaten bereitstellen.

ZUBEREITUNG

1 Ghee im Wok erhitzen, die Zwiebel(n) anschwitzen. Den Zucker darüber streuen und mit dem geschnittenen Kraut anrösten. Der Zucker karamellisiert und soll nicht anbrennen, daher immer wieder kurz umrühren.

2 Mit Essig ablöschen und das Wasser aufgießen.

3 Alle Gewürze dazugeben und salzen. Den Deckel schließen und 20 – 30 Min. dünsten, bis das Kraut weich ist.

4 Flüssigkeit nach Bedarf nachgießen, evtl. noch etwas Essig dazugeben. Das Kraut saugt Salz und Essig auf und braucht manchmal noch Nachschub.

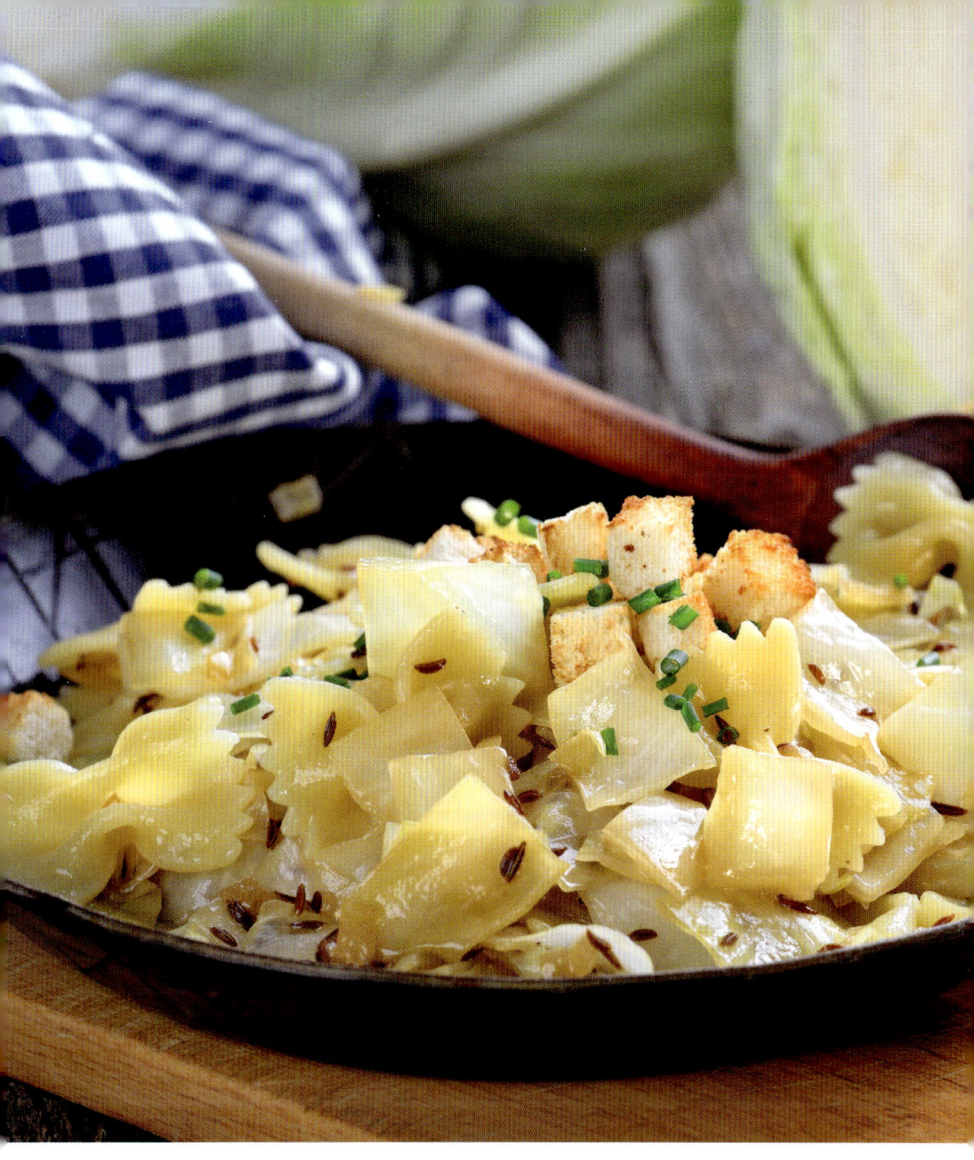

5 Das Kraut mit den gekochten Nudeln gut vermengen. 10 Min. bei geringer Hitze ziehen lassen. Vor dem Servieren abschmecken und nach Belieben mit Schnittlauch garnieren.

Essen fertig in ca. 60 Min.

Gemüsepfannkuchen

ZUTATEN

4 PERSONEN ❯ 1 PERSON

ZUTATEN FÜR DIE FÜLLUNG
1 ❯	¼	Zwiebel
1 ❯	¼	Knoblauch
2 ❯	½	Karotte(n)
1 ❯	¼	kleine Zuccini oder Gurke
2 ❯	½	Tomate(n)
½ ❯	⅛	Stck. Paprika grün und rot
2 ❯	½	EL Olivenöl
100 ml ❯	25 ml	Wasser mit Saft einer ½ Zitrone

¼ TL ❯	1 Msp. Asafoetida
1 TL ❯	1 Msp. Rosmarin, gemahlen
1 EL ❯	¼ EL Petersilie, gerebelt
1 TL ❯	¼ Msp. Oregano, gerebelt
½ TL ❯	1 Msp. Ingwerpulver
½ TL ❯	1 Msp. Paprikapulver, scharf
1 TL ❯	1 Prise Meersalz

ZUTATEN FÜR DIE PFANNKUCHEN
200 g ❯	50 g Vollkorndinkelmehl
200 ml ❯	50 ml Wasser
200 ml ❯	50 ml Dinkeldrink
2 ❯	1 Ei(er) oder Eiersatz
2 EL ❯	1 TL Ghee
¼ TL ❯	2 Prisen Salz
¼ TL ❯	2 Prisen Kurkuma
4 EL ❯	1 EL Mineralwasser
Ghee für die Pfanne	

VOR- UND ZUBEREITUNG FÜR DIE FÜLLUNG

1 Zwiebel und Knoblauch schälen und klein hacken. Gemüse putzen und in Scheiben schneiden.

2 Olivenöl in der Pfanne erhitzen und alle Gewürze ohne Salz darin aufschäumen lassen.

3 Zwiebel und Knoblauch zufügen und leicht anrösten. Das Gemüse dazugeben und anbraten.

4 Mit Wasser und Zitronensaft ablöschen und ca. 10 Min. leicht ziehen lassen. Salzen und umrühren.

VOR- UND ZUBEREITUNG FÜR TEIG UND PFANNKUCHEN

1 Mehl, Flüssigkeit, Eier, Ghee, Salz und Kurkuma am besten mit dem Mixer oder Schneebesen kräftig rühren, so dass das Mehl nicht klumpt.

2 Mineralwasser dazugeben und vorsichtig umrühren.

3 Den Teig 30 Min. kühl ruhen lassen.

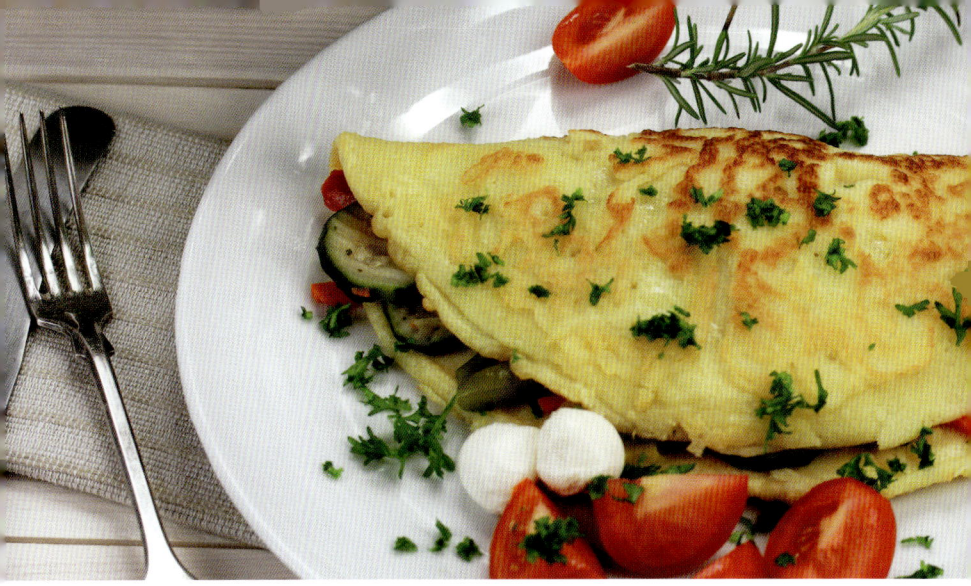

4 Die Pfanne stark erhitzen und die Wasserprobe (s. u.) machen. Danach die Temperatur auf mittlere Hitze reduzieren.

5 Den Teig mit einem kleinen Schöpflöffel einfließen lassen und die Pfanne so schwenken, dass der Teig sich gleichmäßig verteilt.

6 Die Pfannkuchen auf jeder Seite goldgelb backen (ca. 2 Min. pro Seite).

FERTIGSTELLUNG

1 Etwas heiße Füllung auf die Hälfte eines Pfannkuchens geben, die zweite Hälfte wie einen Deckel darüber schlagen und servieren.
Essen fertig in ca. 60 Min. (mit Ruhezeit für den Teig)

TIPP Dazu passen z. B. Tomatensalat mit Mozzarellabällchen oder ein grüner Salat.

WASSERPROBE Das Fett ist heiß genug, wenn man einen Wassertropfen ins Fett fallen lässt und es richtig zischt.

Couscous-Salat

ZUTATEN

4 PERSONEN ❭ 1 PERSON

150 g ❭	40 g Couscous
400 ml ❭	50 ml Gemüsebrühe
1 ❭	¼ Zwiebel
½ ❭	⅛ Salatgurke
200 g ❭	50 g Cherrytomaten
100 g ❭	25 g Stangensellerie
½ ❭	⅛ Paprika, gelb und grün
2 EL ❭	½ EL Rapsöl

2 Stck. ❭	½ Stck. Langer Pfeffer (Pippali)
1 TL ❭	¼ TL Paprikapulver, edelsüß
2 EL ❭	½ EL Kerbel, frisch gehackt
1 EL ❭	¼ EL Petersilie, frisch gehackt
1 TL ❭	¼ TL Vata-Gewürzmischung (siehe Rezept auf der Karte)
1 TL ❭	¼ TL Meersalz

2 EL ❭	½ EL Tomatenmark
60 ml ❭	15 ml Wasser
2 EL ❭	½ EL Olivenöl
2 EL ❭	½ EL Zitronensaft
einige Basilikumblättchen	

TIPP Schmeckt gut an warmen Sommertagen als leichtes Mittag- oder Abendgericht und als Beilage zu vielen Currys.

VORBEREITUNG

Couscous mit Brühe ein paar Minuten gut kochen lassen. Den Herd ausschalten und den Couscous ca. 10 Min. quellen lassen, bis die Flüssigkeit aufgesogen ist. Langen Pfeffer frisch mörsern. Kräuter hacken. Zwiebel schälen und kleinschneiden. Gurke, Tomaten, Sellerie und Paprika waschen, putzen und in mundgerechte Stücke teilen.

ZUBEREITUNG

1 Rapsöl erhitzen, Vata-Gewürzmischung darin aufschäumen lassen. Zwiebel zugeben und kurz anrösten.

2 Tomatenmark mit Wasser dazugeben, gut umrühren und einmal aufkochen. Gekochten Couscous dazugeben und 5 Min. ziehen lassen. Nicht mehr kochen.

3 Das Gemüse unterheben und mit Olivenöl, Zitronensaft und den restlichen Gewürzen und Kräutern würzen. Salzen und pfeffern. Abschmecken und mit ein paar frisch gezupften Basilikumblättern garnieren.

Essen fertig in ca. 35 Min.

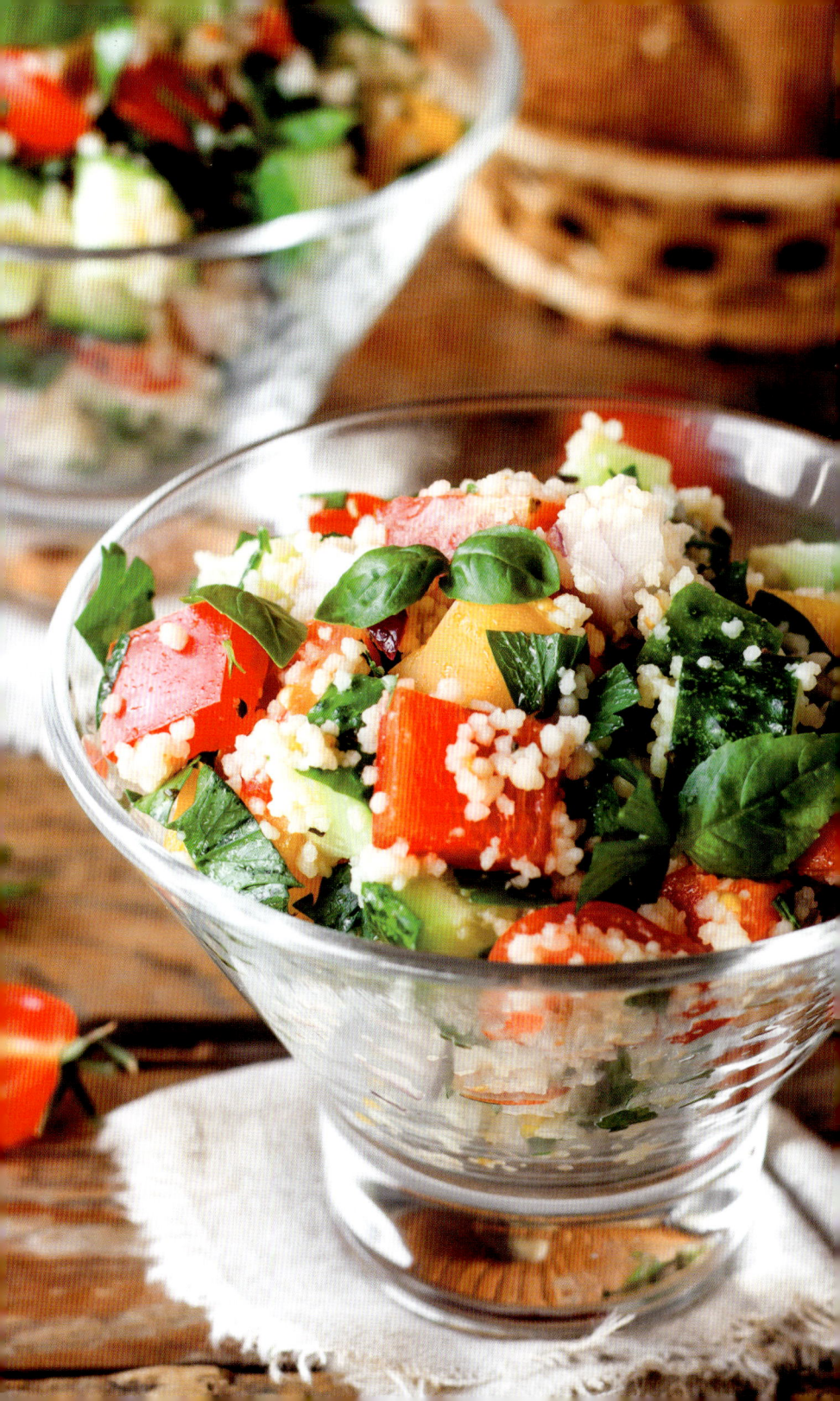

Sellerie-Walnuss-Salat

ZUTATEN

4 PERSONEN ❯ 1 PERSON

600 g	❯	150 g Knollensellerie
160 g	❯	40 g Walnusskerne

1 TL	❯	¼ TL Schwarzkümmel, ganz
½ TL	❯	⅛ TL Pfefferkörner, schwarz
1 TL	❯	¼ TL Kerbel, gerebelt
1 TL	❯	¼ TL Estragon, gerebelt
1 TL	❯	¼ TL Liebstöckel, gerebelt
1 TL	❯	¼ TL Meersalz

2 EL	❯	½ EL Olivenöl
2 EL	❯	½ EL Rosinen
1 TL	❯	¼ TL Leinsamenöl
200 g	❯	50 g Sauerrahm
2 EL	❯	½ EL Balsamicoessig
1	❯	¼ Apfel, süß-sauer

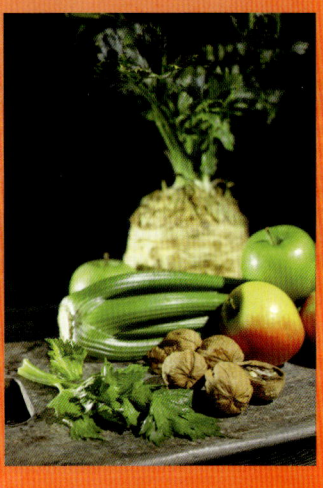

VORBEREITUNG

Sellerie putzen und fein raspeln. Walnüsse hacken. Schwarzkümmel und Pfeffer frisch mörsern. Die anderen Gewürze und restlichen Zutaten bereitstellen.

ZUBEREITUNG

1 Walnüsse in einer Pfanne mit der Hälfte des Olivenöls und Schwarzkümmel leicht anrösten.

2 Sellerie mit den Gewürzen, Rosinen, Leinsamenöl und Sauerrahm vermischen, salzen und pfeffern. Essig dazu gießen.

3 Den Apfel waschen, schälen, entkernen und in kleine Würfel schneiden. Zum Schluss untermischen und die gerösteten Walnüsse darüber streuen.

Essen fertig in ca. 25 Min.

Energie*reis*

VORBEREITUNG

Senf, Koriander, Kreuzkümmel und Kardamom frisch mösern. Ingwer klein schneiden. Alle restlichen Zutaten bereitstellen.

ZUBEREITUNG

1   Ghee in der Pfanne erhitzen, alle Gewürze außer Salz im Ghee etwas anrösten. Reis, Hülsenfrüchte und Ingwer dazugeben und kurz im Ghee erhitzen.

2   Mit Wasser aufgießen, ein paar Minuten aufkochen lassen und zugedeckt bei sehr kleiner Hitze ca. 30 Min. köcheln lassen.

3   Sonnenblumenkerne hinzufügen. Salzen und mit Zitronensaft abschmecken. Wenn die Mischung zu trocken ist, noch etwas Wasser zufügen. Zum Schluss den gehackten Koriander darüberstreuen.

4   Der Reis soll dicker sein als eine Suppe, aber keine feste Masse, sondern noch locker vom Löffel rutschen.

Essen fertig in ca. 40 Min.

ZUTATEN

4 PERSONEN ❯ 1 PERSON

1 EL ❯ ¼ EL schwarze Senfsamen
1 EL ❯ ¼ EL Koriandersamen
1 TL ❯ ¼ TL Kreuzkümmelsamen
½ TL ❯ ⅛ TL Kardamomsamen
½ TL ❯ ⅛ TL Kurkumapulver
2 EL ❯ ½ EL Koriander, frisch gehackt
1 TL ❯ ¼ TL Steinsalz

2 cm ❯ 1 cm Ingwer, frisch
3 EL ❯ 2 TL Ghee
350 g ❯ 90 g Reis
200 g ❯ 50 g Mungbohnen oder gelbe Linsen
2 l ❯ 500 ml Wasser
1 EL ❯ ¼ EL Sonnenblumenkerne
1 EL ❯ ¼ EL Zitronensaft

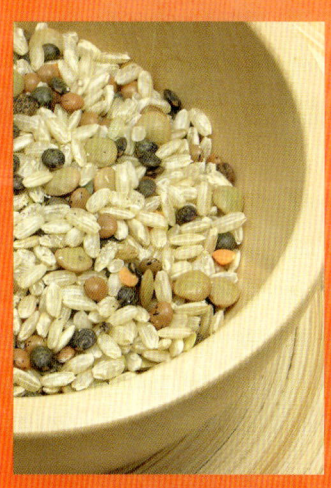

Lauch mit Hauch

ZUTATEN

4 PERSONEN › 1 PERSON

2 ›	½	Zwiebel(n)
2 ›	½	Stange(n) Lauch

1 TL ›	¼ TL	Kardamom
1 EL ›	¼ EL	Kümmelsamen
1 TL ›	¼ TL	Schwarzkümmelsamen
1 TL ›	¼ TL	Vata-Gewürzmischung (siehe Rezept auf der Karte)
1 EL ›	¼ EL	Petersilie, gerebelt
1 TL ›	¼ TL	Steinsalz

2 EL ›	½ EL	Ghee
120 ml ›	50 ml	Wasser
2 EL ›	½ EL	Sojasoße
4 EL ›	1 EL	Mandelsplitter
2 TL ›	½ TL	Kürbiskerne
4 TL ›	1 TL	Rosinen
2 EL ›	½ EL	Ahornsirup
2 ›	½	Spritzer Zitronensaft

VORBEREITUNG

Zwiebel(n) schälen und klein würfeln. Lauch waschen, putzen und in 5 bis 6 cm lange Stücke teilen. Kardamom, Kümmel und Schwarzkümmel frisch mörsern. Alle restlichen Zutaten bereitstellen.

ZUBEREITUNG

1 Die Hälfte des Ghees in der Pfanne erhitzen, die Vata-Gewürzmischung zugeben und aufschäumen lassen. Zwiebel darin goldgelb anrösten. Lauch in die Pfanne dazulegen und kurz auf jeder Seite anbraten.

2 Mit Wasser aufgießen, Sojasoße dazugeben und gerebelte Petersilie darüber streuen. Deckel schließen und alles ca. 15 Min. bei kleiner Hitze dünsten lassen. Salzen.

3 In einer kleinen Pfanne 1 EL Ghee erhitzen, frisch gemörserten Kardamom, Kümmel und Schwarzkümmel darin aufschäumen und Mandelsplitter, Kürbiskerne und Rosinen leicht anrösten.

4 Den Inhalt der kleinen Pfanne über den gedünsteten Lauch streuen und vorsichtig unterheben.

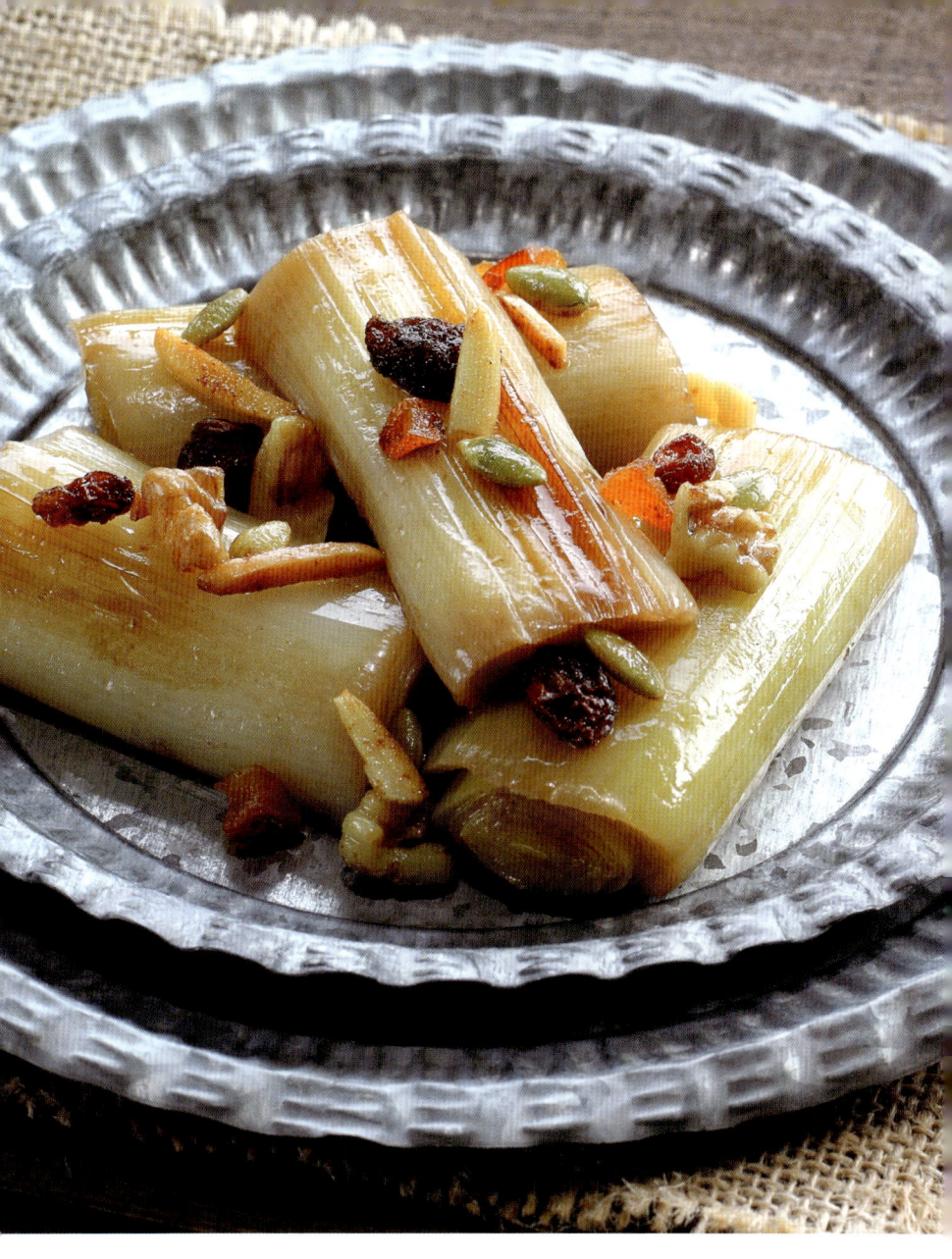

5 Zum Schluss mit Ahornsirup und Zitronensaft beträufeln.

Essen fertig in ca. 25 Min.

Irenes Gurkensalat

ZUTATEN

4 PERSONEN > **1 PERSON**

1	> ¼	Salatgurke
1	> ¼	Zwiebel
2	> ½	Knoblauchzehe(n)
½	> ⅛	Paprika, grün oder rot
3 EL	> 2 TL	Limettensaft
2 cm	> ½ cm	Ingwer
200 g	> 50 g	Joghurt
100 g	> 25 g	Sauerrahm
1 EL	> ¼ EL	Ahornsirup
1 EL	> ¼ EL	Kräutersalz
½ TL	> ⅛ TL	Dill, gehackt
½ TL	> ⅛ TL	Petersilie, gehackt
1 TL	> ¼ TL	Leinsamenöl

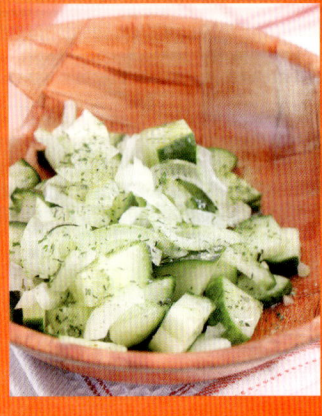

VORBEREITUNG

Gurke waschen und in Stifte oder kleine Würfel schneiden. Zwiebel und Knoblauch schälen und fein hacken. Paprika waschen und würfeln. Limette auspressen und den Saft bereitstellen. Ingwer ganz klein schneiden.

ZUBEREITUNG

1 Joghurt und Sauerrahm miteinander verrühren. Gurken und Paprika dazugeben und umrühren. Ingwer, Limettensaft, Ahornsirup und Salz dazugeben und mischen.

2 Den Salat 10 – 15 Min. ziehen lassen, dann mit Dill und Petersilie bestreuen und zum Schluss das Leinsamenöl zufügen.

Essen fertig in ca. 15 Min.

Rosenkohl mit *Räuchertofu*

VORBEREITUNG

Rosenkohl waschen und putzen. Räuchertofu in kleine Würfel schneiden. Meerrettich waschen, schälen und frisch reiben. Sternanis und Kreuzkümmel frisch mörsern oder gemahlen verwenden. Alle restlichen Zutaten bereitstellen.

ZUBEREITUNG

1 Olivenöl in einer Pfanne erhitzen. Kapha-Gewürzmischung darin aufschäumen. Rosenkohl, Tofu, Meerrettich und die restlichen Gewürze dazugeben.

2 Mit Gemüsebrühe aufgießen und ca. 20 Min. leicht köcheln lassen, bis die Flüssigkeit verdampft ist.

3 Mit Rosenwasser aufgießen. Crème fraîche mit dem Senf vermischen und einrühren. Einmal kurz aufkochen und 5 Min. ziehen lassen. Mit Zitronensaft abschmecken.

Essen fertig in ca. 35 Min.

ZUTATEN

4 PERSONEN ❯ 1 PERSON

500 g ❯ 125 g Rosenkohl
250 g ❯ 65 g Räuchertofu
1 EL ❯ ¼ EL Meerrettich

---

2 ❯ ½ Sternanis
1 EL ❯ ¼ EL Kreuzkümmel
1 TL ❯ ¼ TL Kapha-Gewürzmischung
     (siehe Rezept auf der Karte)
1 TL ❯ ¼ TL Kardamompulver
¼ TL ❯ 1 Msp. Paprikapulver, scharf
¼ TL ❯ 1 Msp. Macis (Muskatblüte)
1 EL ❯ ¼ EL Currykraut
1 TL ❯ ¼ TL Meersalz

---

2 EL ❯ ½ EL Olivenöl
250 ml ❯ 62,5 ml Gemüsebrühe
3 EL ❯ 2 TL Rosenwasser
200 ml ❯ 50 ml Crème fraîche
1 TL ❯ ¼ TL Dijonsenf
2 EL ❯ 1 TL Zitronensaft

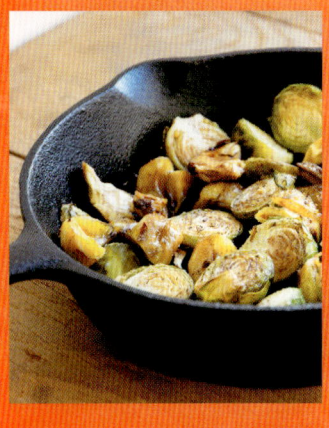

Kurkuma-Spätzle

ZUTATEN

4 PERSONEN ❯ 1 PERSON

½ TL ❯ 1 Prise Muskatnuss, gerieben
250 g ❯ 65 g Weizen- oder Dinkel-
        vollkornmehl
140 ml ❯ 35 ml Wasser
2 ❯ 1 Ei(er) oder Eiersatz
¼ EL ❯ 1 Msp. Steinsalz
1 TL ❯ ¼ TL Kurkumapulver
2 EL ❯ 1 TL Ghee

EXTRA ZUM KOCHEN DER SPÄTZLE
2 l ❯ 1 l Wasser zum Kochen
1 TL ❯ ¼ TL Steinsalz
1 EL ❯ ½ EL Olivenöl

VORBEREITUNG

Alle Zutaten bereitstellen. Muskatnuss reiben und zum Mehl dazu geben. Wasser aufsetzen. Dann ist das Spätzlewasser schon bereit, wenn der Teig fertig ist und Sie können gleich loslegen. Spätzlehobel oder Holzbrett für die Spätzle bereit halten.

ZUBEREITUNG

1   Mehl mit Wasser vermischen. Eier dazugeben, Salz, Kurkuma und geriebene Muskatnuss hinzufügen und kräftig rühren, bis der Teig geschmeidig ist und nicht mehr klebt. Evtl. noch etwas Mehl oder 1 EL Wasser dazugeben, falls er zu flüssig oder fest ist.

2   Entweder verteilen Sie den Teig auf einem Brett und schaben direkt mit einem Messer die Spätzle ins kochende Wasser. Oder Sie verwenden einen Spätzlehobel (erhältlich im Haushaltswarengeschäft). So werden die Spätzle perfekt gleichmäßig.

3   Sobald die Spätzle an der Oberfläche des Kochwassers erscheinen, sind sie fertig.

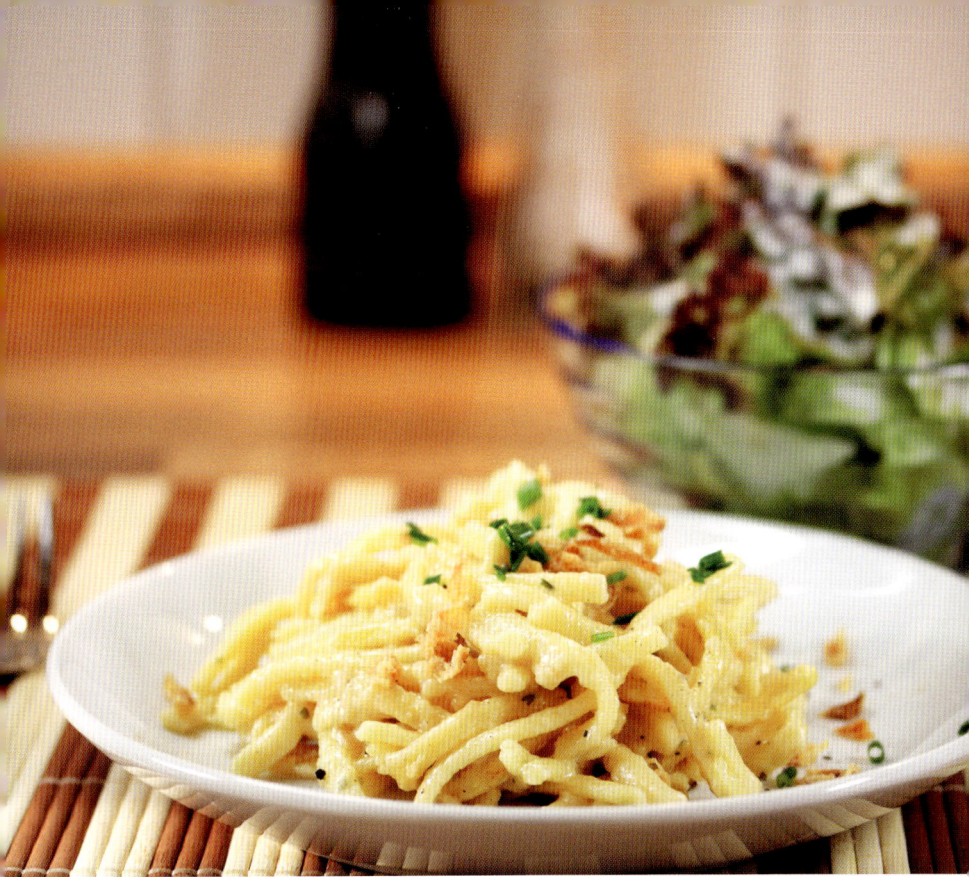

4 Die Spätzle vorsichtig im Kochwasser mit einem Kochlöffel umrühren. Hitzequelle ausschalten und die Spätzle 2 Min. ziehen lassen.

5 ¼ l kaltes Wasser ins Kochwasser geben zum ersten Abschrecken. Dann die Spätzle in einem Sieb abseihen.

6 Etwas Ghee über die heißen Spätzle geben und vorsichtig umrühren.

Essen fertig in ca. 30 Min.

TIPP Nach Belieben gedünstete Zwiebeln und Schnittlauchröllchen darübergeben. Dazu passen grüner Salat, grüne Bohnen oder ein Gemüsecurry.

*Tomaten*soße

ZUTATEN

4 PERSONEN › 1 PERSON

700 g	› 175 g	Tomaten
2	› ½	Zwiebel(n)
1	› ½	Knoblauchzehe

1 EL	› ¼ EL	Rosmarin, gerebelt
1 EL	› ¼ EL	Thymian, gerebelt
1 EL	› ¼ EL	Basilikum, getrocknet
½ TL	› ⅛ TL	Pfeffer schwarz, gemahlen
1 TL	› ¼ TL	Paprika, edelsüß, gemahlen
½ TL	› ⅛ TL	Kurkumapulver
1 TL	› ¼ TL	Liebstöckel, gerebelt
1 Msp.	› 1 Prise	Chilisamen
1,5 TL	› ½ TL	Steinsalz

2 EL	› ½ EL	› Olivenöl
150 ml	› 40 ml	Wasser
1 EL	› ¼ EL	Dijonsenf
3 EL	› 2 TL	Vollrohrzucker
2 EL	› ½ EL	Zitronensaft
2 EL	› ½ EL	Kartoffelstärke
200 g	› 50 g	Sauerrahm

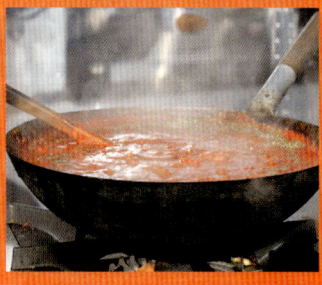

VORBEREITUNG

Tomaten waschen, grünen Strunk entfernen und würfeln. Zwiebel und Knoblauch schälen und klein hacken. Alle Gewürze ohne Salz in einer Schale vermischen. Die anderen Zutaten bereitstellen. Schneebesen bereithalten.

ZUBEREITUNG

1 Olivenöl erhitzen, alle Gewürze (bis auf Salz) im Öl aufschäumen. Zwiebel(n) und Knoblauch zugeben und kurz darin andünsten. Tomaten dazugeben, umrühren und mit Wasser aufgießen. Senf, Zucker und Zitronensaft dazugeben. 15 Min. köcheln lassen.

2 Die Kartoffelstärke in den Sauerrahm klümpchenfrei einrühren. Das Ganze unter ständigem Rühren mit einem Schneebesen langsam in die Soße einfügen. Nun sollte die Tomatensoße langsam etwas sämiger werden.

3 Die Soße mit einem Mixstab sehr fein mixen oder so belassen.

Essen fertig in ca. 35 Min.

TIPP Schmeckt zu Nudeln, Reis und Gemüse.

Schnelle Avocadosoße

VORBEREITUNG

Zwiebel und Knoblauch schälen und kleinhacken. Avocado(s) halbieren, den Kern entfernen und die Avocadohälften schälen. In kleine Stücke schneiden und mit Limettensaft vermischen, damit die Avocado nicht braun wird.

Die getrockneten Tomaten ganz klein schneiden. Pfeffer frisch mörsern. Die restlichen Gewürze bereitstellen.

ZUBEREITUNG

1   Joghurt und Crème fraîche miteinander verrühren.

2   Die Zwiebel- und Knoblauchwürfel und Avocadostückchen mit den Gewürzen dazugeben und vermischen. 10 Min. ziehen lassen.

Essen fertig in ca. 20 Min.

TIPP Passt zu Kartoffeln ausgezeichnet, aber auch als Brotaufstrich oder Gemüsedip.

ZUTATEN

4 PERSONEN ❯ 1 PERSON

4 PERSONEN	1 PERSON
1 ❯	½ Zwiebel
1 ❯	½ Knoblauchzehe
2 ❯	½ Avocado(s), mittelgroß, gut gereift
2 EL ❯	½ EL Limettensaft
8 ❯	2 getrocknete Tomaten
½ TL ❯	⅛ TL Pfefferkörner, schwarz
½ TL ❯	⅛ TL Pfefferkörner, rot
1 TL ❯	¼ TL Estragon, gerebelt
¼ TL ❯	1 Msp. Kurkuma
¼ TL ❯	1 Msp. Nelkenpulver
1 TL ❯	¼ TL Meersalz
250 g ❯	62,5 g Joghurt
100 g ❯	25 g Crème fraîche

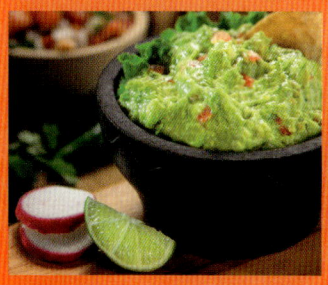

*Ananas*soße

ZUTATEN

4 PERSONEN > 1 PERSON

1 > ¼ Zwiebel
1 > ¼ Paprikaschote, rot
350 g > 90 g Ananas

½ TL > ⅛ TL Pfefferkörner, weiß
1 TL > ¼ TL Kapha-Gewürzmischung
 (siehe Rezept auf der Karte)
½ TL > ⅛ TL Kardamompulver
⅛ TL > 2 Prisen Chilisamen
1 TL > ¼ TL Thymian, gerebelt
1 TL > ¼ TL Zitronengraspulver
½ TL > ⅛ TL Steinsalz

---

2 EL > ½ EL Kokosöl
400 ml > 100 ml Wasser
1 EL > ¼ EL Sojasoße
2 EL > ½ EL Balsamicoessig
2 EL > ½ EL Vollrohrzucker
3 EL > 1 TL Reismehl
100 ml > 25 ml Sojasahne

VORBEREITUNG

Zwiebel schälen und kleinhacken. Paprikaschote waschen und klein schneiden. Ananas in mundgerechte Stücke schneiden. Pfeffer frisch mörsern und mit den restlichen Gewürzen außer Salz vermischen. Die restlichen Zutaten bereitstellen.

ZUBEREITUNG

1 Kokosöl in einem Topf erhitzen, Gewürze darin aufschäumen. Zwiebel und Paprika zufügen und leicht anrösten.

2 Ananas dazugeben und mit ⅔ des Wassers aufgießen. 4 bis 5 Min. gut kochen lassen. Ca. 20 Min. auf mittlerer Hitze köcheln lassen.

3 Sojasoße, Essig, Zucker und das restliche Wasser vermischen. Reismehl unter ständigem Rühren einrieseln lassen, so dass eine klümpchenfreie, leicht fließende Masse entsteht.

4 Sojasahne hinzufügen und weitere 5 Min. kochen lassen. Dabei gelegentlich umrühren.

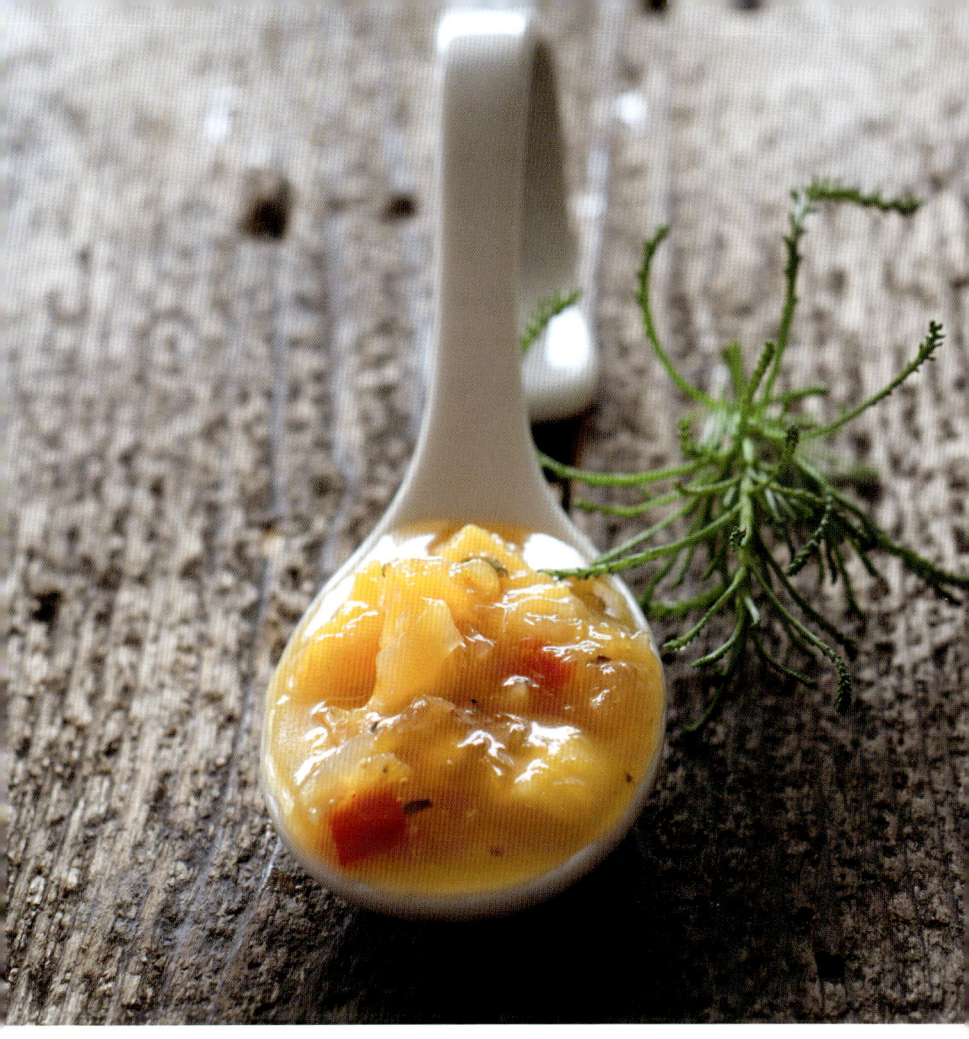

5 Die gekochte Ananas mit einem Pürierstab etwas anmixen, die Struktur aber erhalten. Abschmecken, evtl. noch etwas salzen.

Essen fertig in ca. 40 Min.

TIPP Warm zu Reis oder Gemüsegerichten servieren. Schmeckt ganz lecker!

Raita mit Orangenminze

ZUTATEN

4 PERSONEN › 1 PERSON

1 › ¼ Frühlingszwiebel
1 › ¼ Knoblauchzehe
3 EL › 2 TL Orangenminzeblätter,
frisch gehackt (alternativ andere
Minze)

½ TL › ⅛ TL Kümmelsamen
½ TL › ⅛ TL Kardamomsamen
¼ TL › 1 Msp. Kurkuma
¼ TL › 1 Msp. Chili, gemahlen
½ TL › 1 Msp. Pfeffer, gemahlen
½ TL › 1 Prise Kräutersalz

---

250 g › 65 g Hüttenkäse
250 g › 65 g Sauerrahm
1 EL › ¼ EL Cranberrys, getrocknet
1 EL › ¼ EL Granatapfelsaft

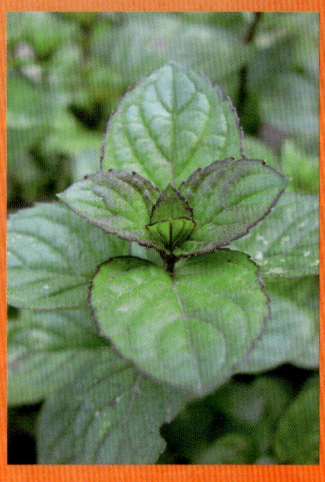

VORBEREITUNG

Frühlingszwiebel waschen, danach mit einem Küchentuch trocken tupfen und in feine Ringe schneiden. Knoblauch schälen. Orangenminze zerkleinern. Kümmel und Kardamom frisch mörsern. Alle restlichen Zutaten bereitstellen.

ZUBEREITUNG

1 Hüttenkäse und Sauerrahm vermischen, die Frühlingszwiebel dazu geben.

2 Knoblauch durch die Presse drücken und unterrühren. Minzeblätter und die Cranberrys beimengen.

3 Die frisch gemörserten Gewürze sowie Chili unterheben.

4 Mit Granatapfelsaft verfeinern. Salzen, pfeffern und 15 Min. ziehen lassen.

5 Vor dem Servieren erneut durchmischen.

Essen fertig in ca. 25 Min.

Kokos*soße*

VORBEREITUNG

Dattel(n) in kleine Würfel schneiden. Kardamom, Kreuzkümmel und Pfeffer fein mörsern. Die restlichen Zutaten bereitstellen.

ZUBEREITUNG

1 Kokosraspeln in einer tiefen Pfanne (ohne Fett) vorsichtig erhitzen. Das Ghee dazugeben und die frisch gemörserten Gewürze zufügen. Kurz weiter erhitzen.

2 Mit Kokosmilch aufgießen und etwas eindicken lassen.

3 Klein geschnittene Datteln, Ingwerpulver und Curryblätter dazugeben. Vom Herd nehmen und etwas abkühlen lassen.

4 Zum Schluss den Joghurt einrühren, bis eine cremige Konsistenz erreicht ist. Mit Salz und Pfeffer abschmecken.

Essen fertig in ca. 20 Min.

TIPP Die Kokossoße passt gut zu Reis und Gemüse.

ZUTATEN

4 PERSONEN ❯ **1 PERSON**

3 ❯ 1 Dattel(n)

---

1 TL ❯ ¼ TL Kardamom
1 TL ❯ ¼ TL Kreuzkümmelsamen
1 TL ❯ ¼ TL Pfefferkörner, rot
¼ TL ❯ 1 Msp. Ingwerpulver
1 TL ❯ ¼ TL Curryblätter, gerebelt
1 TL ❯ ¼ TL Steinsalz

---

150 g ❯ 40 g Kokosraspeln
1 EL ❯ ¼ EL Ghee
150 ml ❯ 40 ml Kokosmilch
250 ml ❯ 65 ml Joghurt

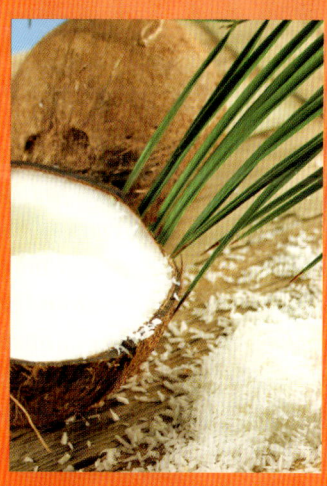

*Gurken*raita

ZUTATEN

4 PERSONEN ❭ 1 PERSON

½ ❭ ⅛ Gurke
1 ❭ ½ Knoblauchzehe

---

1 TL ❭ ¼ TL Fenchelsamen
1 Stck. ❭ ¼ Stck. Langer Pfeffer
    (Pippali)
½ TL ❭ ⅛ TL Rosmarin, gerebelt
1 TL ❭ ¼ TL Dill, gerebelt
½ TL ❭ ⅛ TL Paprikapulver, scharf
½ TL ❭ ⅛ TL Steinsalz

---

250 g ❭ 65 g Joghurt
150 g ❭ 40 g Crème fraîche
1 ½ EL ❭ 1 TL Zitronensaft
1 TL ❭ ¼ TL Petersilie, frisch gehackt

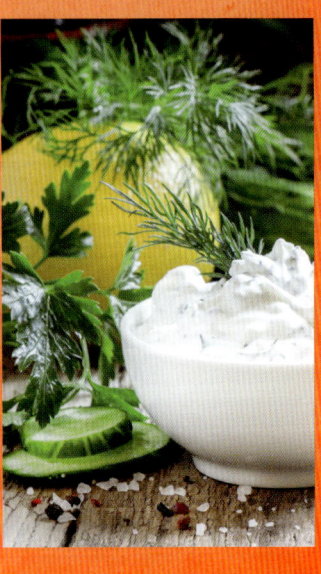

VORBEREITUNG

Gurke waschen und in kleine Würfel schneiden. Knoblauch schälen und klein hacken. Fenchelsamen und Pfeffer frisch mösern. Die restlichen Zutaten bereitstellen.

ZUBEREITUNG

1 Joghurt und Crème fraîche gut vermischen. Alle Gewürze außer Salz in einer Pfanne erhitzen und zur Seite stellen.

2 Gurke und Knoblauch mit Joghurtcrème vermischen und die leicht abgekühlten Gewürze einrühren.

3 Mit Zitronensaft verfeinern. Mit Salz abschmecken und ca. 15 Min. ruhen lassen.

4 Danach umrühren.

    Essen fertig in ca. 25 Min.

TIPP Wer mag, kann das Ganze noch mit frischen Kräutern wie z. B. Petersilie und Dill verfeinern.

Salziges Buttermilch-Lassi

VORBEREITUNG

Kreuzkümmel, Koriander und Anis frisch fein mörsern. Frisches Korianderkraut waschen und klein zupfen. Die restlichen Zutaten bereitstellen.

ZUBEREITUNG

1 Buttermilch, Wasser und Joghurt mit einem Schneebesen gut verquirlen.

2 Die frisch gemörserten Gewürze in einer kleinen Pfanne ohne Fett erhitzen, bis sich ein wunderbarer Geruch in der Nase breit macht. (Vorsicht: Die Gewürze nicht verbrennen lassen!)

3 Die heißen Gewürze sowie die frisch gehackten Korianderblätter und Zimt in das Lassi geben und vermischen. Das Ganze mit Salz und Pfeffer abschmecken und nach dem Essen als Digestif servieren.

Getränk fertig in ca. 10 Min.

ZUTATEN

4 PERSONEN › **1 PERSON**

1 TL	› ¼ TL Kreuzkümmel, ganz
1 TL	› ¼ TL Koriandersamen
¾ TL	› 2 Msp. Anissamen
1 EL	› ¼ EL Korianderblätter, frisch
1 Prise	› 1 Hauch Zimt
½ TL	› ⅛ TL Steinsalz
2 Prisen	› 1 Prise Pfeffer, schwarz

500 ml	› 125 ml Buttermilch
200 ml	› 50 ml warmes Wasser
200 ml	› 50 ml Joghurt

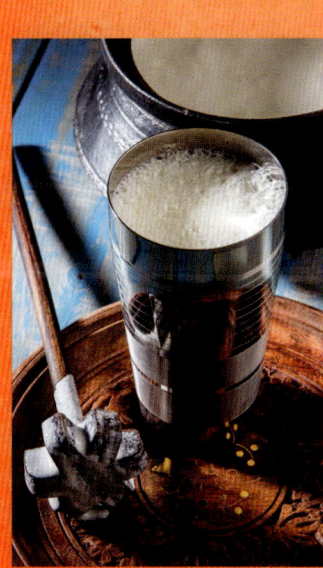

Preiselbeerchutney

ZUTATEN

4 PERSONEN ❯ 1 PERSON

600 g ❯ 160 g Preiselbeeren
1 ❯ ¼ rote Zwiebel, mittelgroß

---

8 ❯ 2 Gewürznelken
½ TL ❯ 2 Msp. schwarze Senfsamen
1 Stange ❯ ¼ Stange Zimt
½ TL ❯ 2 Msp. Bockshornklee, ganz
3 ❯ 1 Stk. Langer Pfeffer (Pippali)
1 TL ❯ 3 Msp. Kreuzkümmelsamen
1 TL ❯ 3 Msp. Galgant, gemahlen
¼ TL ❯ 1 Prise Chilipulver

---

2 EL ❯ ½ EL Ghee
4 EL ❯ 1 EL Vollrohrzucker
3 EL ❯ 1 EL Rosenwasser
120 ml ❯ 50 ml Wasser
120 ml ❯ 50 ml Pfefferminztee
4 EL ❯ 1 EL Rosinen

VORBEREITUNG

Preiselbeeren unter fließendem Wasser in einem Sieb waschen und abtropfen lassen. Zwiebel schälen und klein hacken. Nelken, Senfsamen, Zimtstange, Bockshornklee, Langen Pfeffer und Kreuzkümmel frisch mörsern. Alle restlichen Zutaten bereitstellen.

ZUBEREITUNG

1 Ghee in einem Topf erhitzen und die Gewürze darin aufschäumen lassen. Die gehackte Zwiebel dazugeben und leicht anschwitzen.

2 Den Zucker einrühren und ein paar Minuten unter ständigem Rühren karamellisieren lassen.

3 Danach mit Rosenwasser abschrecken, Wasser und Pfefferminztee aufgießen. Die Preiselbeeren und Rosinen dazugeben, umrühren und eine halbe Stunde leicht köcheln lassen.

4 Sobald das Chutney etwas eindickt, den Topf vom Herd nehmen und das Chutney ruhen lassen.

5 Kurz vor dem Servieren das Chutney erneut leicht anwärmen.

Essen fertig in ca. 40 Min.

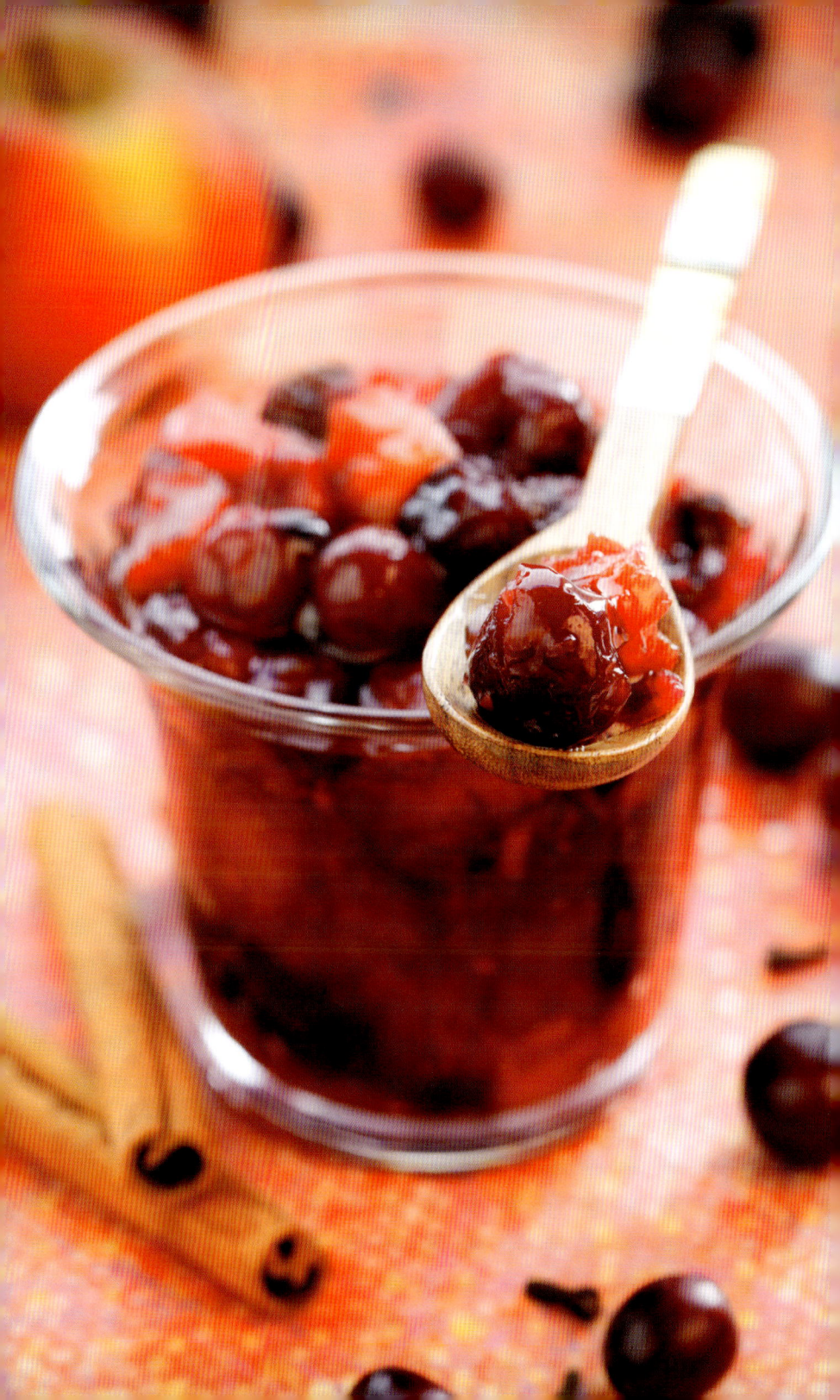

*Orangen*chutney

ZUTATEN

4 PERSONEN › 1 PERSON

400 g	› 100 g	Orangen (möglichst ohne Kerne)
1	› ¼	rote Zwiebel

1 TL	› ¼ TL	Pitta-Gewürzmischung (siehe Rezept auf der Karte)
1 ½ TL	› ½ TL	Nelkenpulver
1 TL	› ¼ TL	Kardamomsamen
1 TL	› ¼ TL	rote Pfefferkörner
2 Prisen	› 1 Msp.	Chilisamen
½ TL	› 2 Msp.	Pfeffer, weiß, gemahlen
½ TL	› 2 Msp.	Kräutersalz
1 EL	› ½ TL	Rosmarin, gerebelt
1 TL	› ¼ TL	Zimtpulver

2 EL	› ½ EL	Kokosöl
200 ml	› 50 ml	Wasser
3 EL	› 2 TL	Vollrübenzucker
1 EL	› ¼ EL	Balsamicoessig
3 EL	› 2 TL	Cranberrys

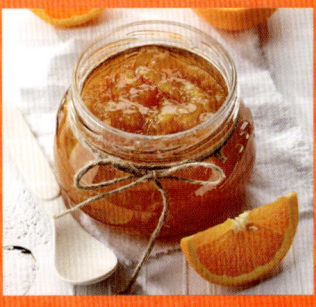

VORBEREITUNG

Orangen schälen und in ca. 2 cm große Stücke schneiden. Zwiebel schälen und fein würfeln. Die Gewürzmischung mit den restlichen Gewürzen vermengen. Die restlichen Zutaten bereitstellen.

ZUBEREITUNG

1 Kokosöl in einem Kochtopf erhitzen, die gesamte Gewürzmischung dazugeben und aufschäumen lassen.

2 Zwiebeln hinzufügen und kurz anrösten. Die Orangenstücke dazu geben.

3 Mit Wasser aufgießen. Zucker und Essig dazugeben und alles ca. 35 Min. köcheln lassen.

4 Gegen Ende der Kochzeit die Cranberrys hinzufügen und mit den Orangen mischen.

5 Das Chutney bis zur gewünschten Konsistenz einkochen lassen und warm servieren.

Essen fertig in ca. 50 Min.

Tomaten-Birnen-*Chutney*

VORBEREITUNG

Tomaten und Birnen waschen und in mundgerechte Stücke schneiden. Frühlingszwiebel(n) waschen, putzen und in feine Ringe schneiden. Datteln entkernen und vierteln. Den Meerrettich frisch reiben oder ganz klein hacken. Anis und Pfeffer frisch mörsern. Alle restlichen Zutaten bereitstellen.

ZUBEREITUNG

1 Olivenöl in einem Topf erhitzen, Pitta-Gewürzmischung und die restlichen Gewürze (ohne Meerrettich, Lavendelblüten und Salz) im Öl kurz aufschäumen.

2 Tomaten, Birnen, Datteln sowie Zucker zugeben und umrühren.

3 Mit Zitronensaft vermischen und dem Wasser aufgießen.

4 Meerrettich dazugeben und salzen. 25 min. leicht köcheln lassen.

5 Lavendelblüten hinzufügen und weitere 15 Min. ziehen lassen. Zum Schluss den Honig einrühren und vermischen. Möglichst warm servieren.

Essen fertig in ca. 45 Min.

ZUTATEN

4 PERSONEN	1 PERSON	
400 g	100 g	Tomaten, reif
350 g	90 g	Birnen
2	½	Frühlingszwiebel(n)
100 g	25 g	Datteln
2 cm	½ cm	Meerrettich

1 TL	¼ TL	Anissamen, ganz
½ TL	4 Stck.	Pfefferkörner
1 EL	¼ EL	Pitta-Gewürzmischung (siehe Rezept auf der Karte)
1 TL	¼ TL	Kurkuma
1 TL	¼ TL	Rosmarin, gerebelt
½ TL	2 Msp.	Paprikapulver, scharf
1 TL	¼ TL	Zitronenmelisse, getrocknet
1 EL	¼ EL	Lavendelblüten
1 Prise	¼ Prise	Meersalz

2 EL	½ EL	Olivenöl
2 EL	1 TL	Vollrohrzucker
3 EL	2 TL	Zitronensaft
250 ml	70 ml	Wasser
3 EL	1 TL	Honig

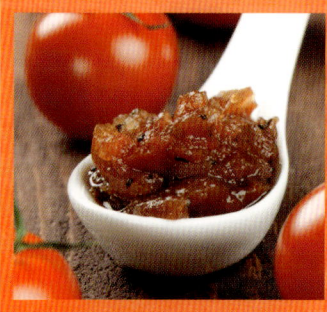

Aprikosen -Apfel-Chutney

ZUTATEN

4 PERSONEN > **1 PERSON**

150 g > 50 g Äpfel
150 g > 50 g Aprikosen
1 > ¼ kleine Zwiebel

---

1 TL > ¼ TL Gewürznelken, ganz
1 TL > ¼ TL Kardamomkapseln
2 > ½ Sternanis
1 TL > ¼ TL Kurkumapulver
1 TL > ¼ TL Tridosha-Gewürz-
    mischung, pikant (siehe Rezept
    auf der Karte)
1 TL > ¼ TL Zimtpulver
2 Prisen > ½ Prisen Asafoetida
½ TL > 2 Msp. Paprikapulver, scharf
3 Msp. > 1 Msp. Bourbonvanille
1 TL > ¼ TL Lavendelblüten

---

2 EL > ½ EL Ghee
220 ml > 60 ml Wasser
4 EL > 1 EL Apfelsaft, naturtrüb
3 EL > 2 TL Birnen- oder Agaven-
    dicksaft

VORBEREITUNG

Äpfel schälen und entkernen, Aprikosen entkernen und beides in mittelgroße Stücke schneiden.
Zwiebel schälen und klein hacken. Nelken, Kardamom und Sternanis fein mörsern. Alle restlichen Zutaten bereitstellen.

ZUBEREITUNG

1 Ghee in einem Kochtopf erhitzen, Tridosha-Gewürzmischung dazugeben und kurz aufschäumen lassen.

2 Die restlichen Gewürze dazugeben (außer Vanille und Lavendelblüten) und umrühren. Die gehackten Zwiebeln dazugeben und mit Gewürzghee vermischen.

3 Äpfel und Aprikosen zufügen und gut umrühren.

4 Wasser und Apfelsaft mischen und aufgießen. Mit Dicksaft süßen.

5 Zum Schluss Vanille und Lavendelblüten untermischen und gut verrühren.

6 5 Min. gut kochen lassen, danach die Hitze reduzieren und weitere

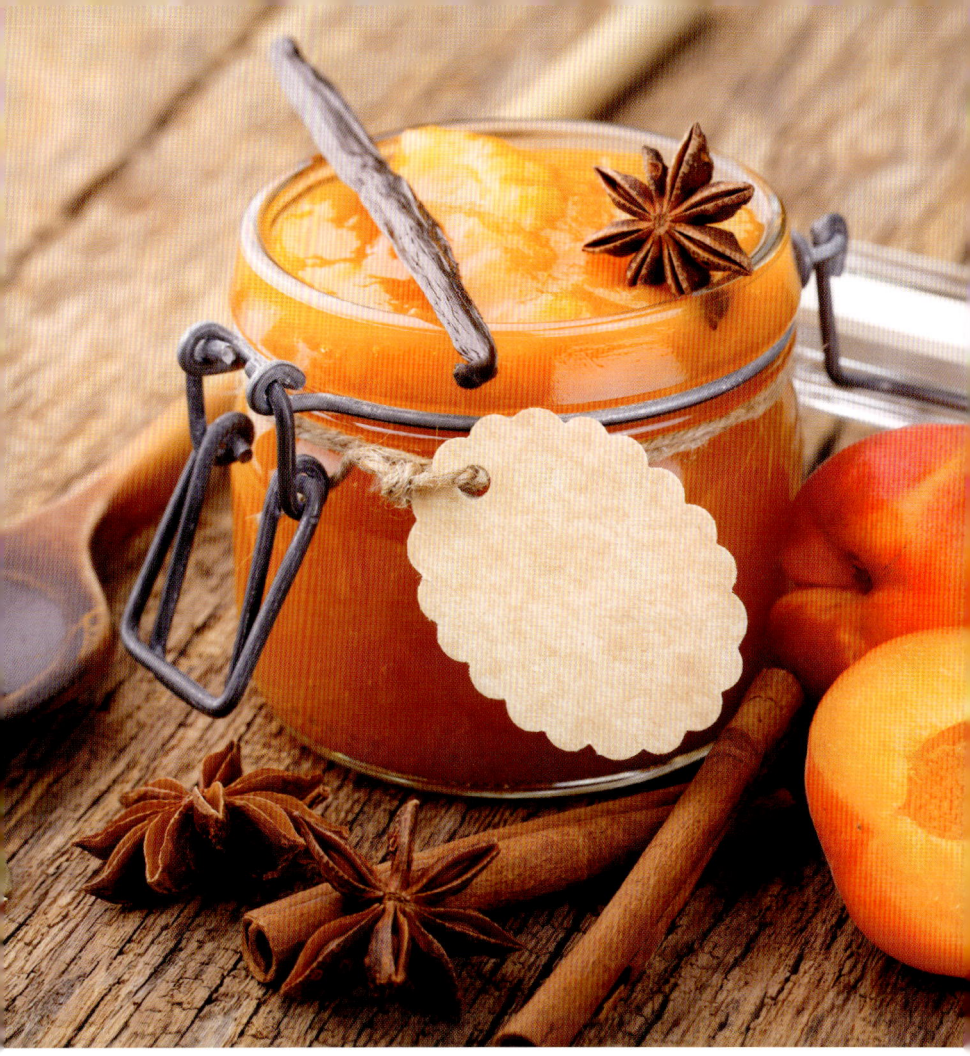

30 Min. bei geringerer Hitze köcheln lassen, bis das Chutney eine leicht sämige Konsistenz bekommt.

7 Den Topf von der Herdplatte nehmen und das Chutney langsam abkühlen lassen.

8 Vor dem Servieren erneut kurz erwärem.

Essen fertig in ca. 50 Min.

*Feigen*chutney

ZUTATEN

4 PERSONEN › 1 PERSON

350 g › 85 g	Feigen (wenn möglich frisch)
1 Stck. › ¼ Stck.	Frühlingszwiebel
1 › ¼	kleine rote Zwiebel
½ Stck. › 1	Spalte Limette

1 TL › 2 Msp.	Anissamen
4 › 1	Gewürznelke(n)
1 › ¼ TL	Kapha-Gewürzmischung (siehe Rezept auf der Karte)
2 › ¼	Langer Pfeffer (Pippali), ganz
½ TL › 2 Msp.	Ingwerpulver
1 TL › 3 Msp.	Zimtpulver
2 Prisen › 1 Msp.	Meersalz

2 EL › ½ EL	Ghee
3 EL › 1 EL	Rosinen
300 ml › 80 ml	Wasser
4 EL › 1 EL	Birkenzucker
2 EL › ½ EL	Rosenwasser

VORBEREITUNG

Feigen und Frühlingszwiebel waschen und in Stücke schneiden. Rote Zwiebel schälen. Limettenstück ausdrücken und den Saft auffangen. Zur Seite stellen. Anissamen und Gewürznelke(n) frisch mörsern. Alle restlichen Zutaten bereitstellen.

ZUBEREITUNG

1 Ghee im Kochtopf erhitzen, Kapha-Gewürzmischung dazugeben und aufschäumen lassen.

2 Die restlichen Gewürze außer Salz dazugeben und umrühren. Geschnittene Feigen, Rosinen und beide Zwiebelsorten dazugeben und mit dem Gewürzghee vermischen. Mit Wasser aufgießen.

3 Birkenzucker hinzufügen, salzen und den Saft der Limette dazugeben. Umrühren und 5 Min. gut kochen lassen.

4 Die Hitze reduzieren und das Ganze weitere 20 Min. köcheln lassen, bis das Chutney eine leicht sämige Konsistenz bekommt. Zum Schluss das Rosenwasser dazugeben.

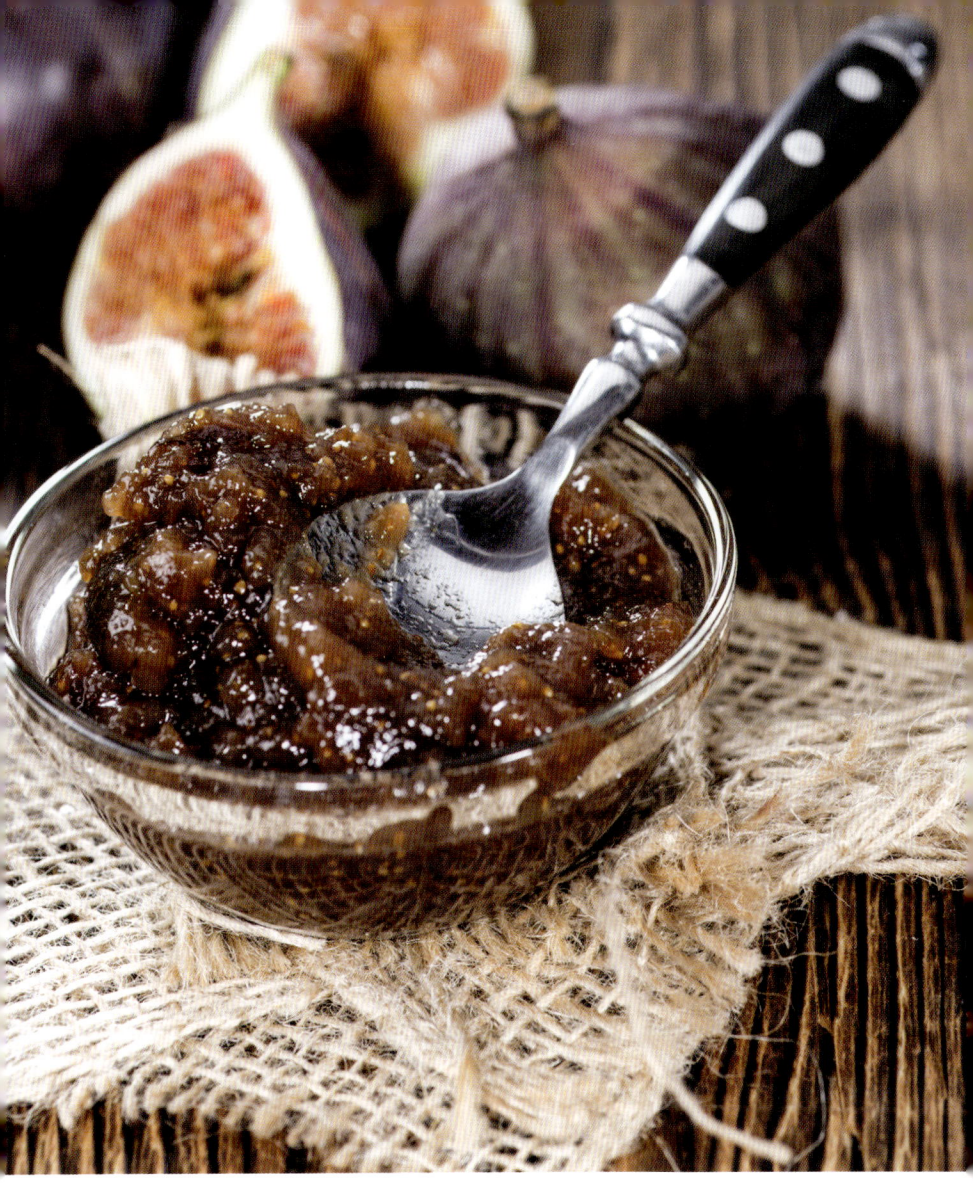

5 Vom Herd nehmen und langsam abkühlen lassen. Vor dem Servieren erneut kurz erhitzen und warm servieren.

Essen fertig in ca. 40 Min.

Zwiebeling-Chutney

ZUTATEN

4 PERSONEN ❯ 1 PERSON

400 g ❯ 100 g Zwiebeln, rot
3 EL ❯ 2 TL kandierte Ingwerstangen
½ Stck. ❯ 1 Spalte Zitrone

---

1 TL ❯ ¼ TL Anissamen
1 TL ❯ ¼ TL Schwarzkümmelsamen
1 TL ❯ ¼ TL Koriandersamen
½ TL ❯ 4 Stck. Pfefferkörner, weiß
1 TL ❯ ¼ TL Vata-Gewürzmischung
(siehe Rezept auf der Karte)
1 TL ❯ ¼ TL Zitronengraspulver
1 TL ❯ ¼ TL Thymian, gerebelt
2 Prisen ❯ 1 Msp. Chilipulver
½ EL ❯ ½ TL Zimtpulver
1 TL ❯ ¼ TL Meersalz

---

2 EL ❯ ½ EL Ghee
220 ml ❯ 60 ml Wasser
2 EL ❯ 1 EL Vollrohrzucker
4 EL ❯ 1 EL Granatapfelsaft

VORBEREITUNG

Zwiebeln schälen und in mittelgroße Stücke schneiden. Kandierten Ingwer in kleine Würfel zerteilen. Zitrone auspressen. Anis, Schwarzkümmel, Koriander und Pfeffer frisch mörsern und mit den restlichen Zutaten bereitstellen.

ZUBEREITUNG

1 Ghee in einem Kochtopf erhitzen, Vata-Gewürzmischung dazugeben und aufschäumen lassen.

2 Die restlichen Gewürze außer Salz dazugeben und umrühren. Zwiebeln und kandierten Ingwer hinzufügen und mit dem Gewürzghee vermischen. Mit Wasser aufgießen.

3 Zucker dazugeben, salzen und den Granatapfelsaft dazugeben.

4 Umrühren und ein paar Minuten kochen lassen, danach die Hitze reduzieren und weitere 30 Min. köcheln lassen, bis das Chutney eine leicht sämige Konsistenz bekommt.

5 Den Topf vom Herd nehmen und das Chutney langsam abkühlen lassen.

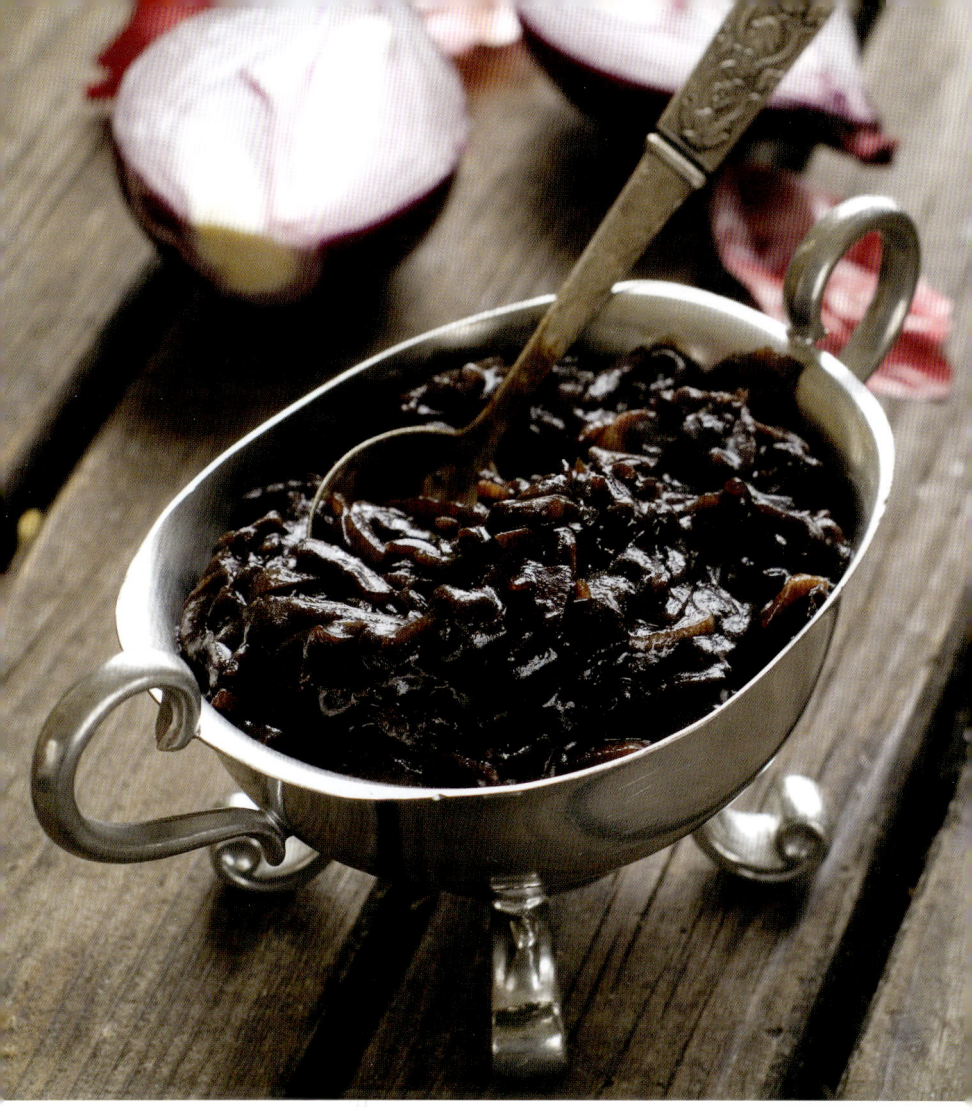

6 Vor dem Servieren erneut kurz erhitzen und warm servieren.

Essen fertig in ca. 45 Min.

Das Zwiebelchutney ist der »Liebeling« einer Therapeutin von uns. Daher habe ich den Namen so gewählt.

*Himbeer*chutney

ZUTATEN

4 PERSONEN › 1 PERSON

2 cm › 1 cm Ingwer, frisch
450 g › 115 g Himbeeren
2 › ½ Zwiebel(n)
3 EL › 2 TL Walnusskerne

---

1 EL › ¼ EL Senfkörner
½ EL › ½ TL Kreuzkümmel
1 EL › ¼ EL Koriandersamen
3 Stck. › ¾ Stck. Langer Pfeffer
(Pippali)
¼ TL › 2 Prisen Safranpulver
½ TL › 2 Msp. Kurkuma
2 Prisen › ½ Prise Muskatnuss
1 EL › ¼ EL Nelkenpulver
1 TL › ¼ TL Zimtpulver
½ TL › 2 Msp. Vanillepulver
1 EL › ¼ EL Thymian, gerebelt
1 Prise › ¼ Prise Steinsalz

---

2 EL › ½ EL Ghee
4 EL › 1 EL Vollrübenzucker

TIPP **Schmeckt auch als Brotaufstrich!**

VORBEREITUNG

Ingwerwasser herstellen: Ingwer klein hacken, mit 150 ml › 40 ml kochend heißem Wasser übergießen und 10 Min. ziehen lassen. Abgießen und Ingwerwasser bereit halten. Himbeeren waschen. Zwiebel(n) schälen und klein würfeln. Walnüsse hacken. Senfkörner, Kreuzkümmel, Koriander und Langen Pfeffer frisch mörsern. Alle restlichen Zutaten bereitstellen.

ZUBEREITUNG

1 Ghee in einem Topf erhitzen, alle Gewürze außer Thymian und Salz dazugeben und kurz aufschäumen lassen.

2 Die Zwiebelwürfel dazugeben und gemeinsam mit den gehackten Walnüssen anrösten. Himbeeren dazugeben und umrühren.

3 Zucker einstreuen, mit Ingwerwasser aufgießen und 20 Min. köcheln lassen.

4 Zum Schluss Thymian und Salz hinzufügen, umrühren und 5 Min. ziehen lassen.

Essen fertig in ca. 50 Min.

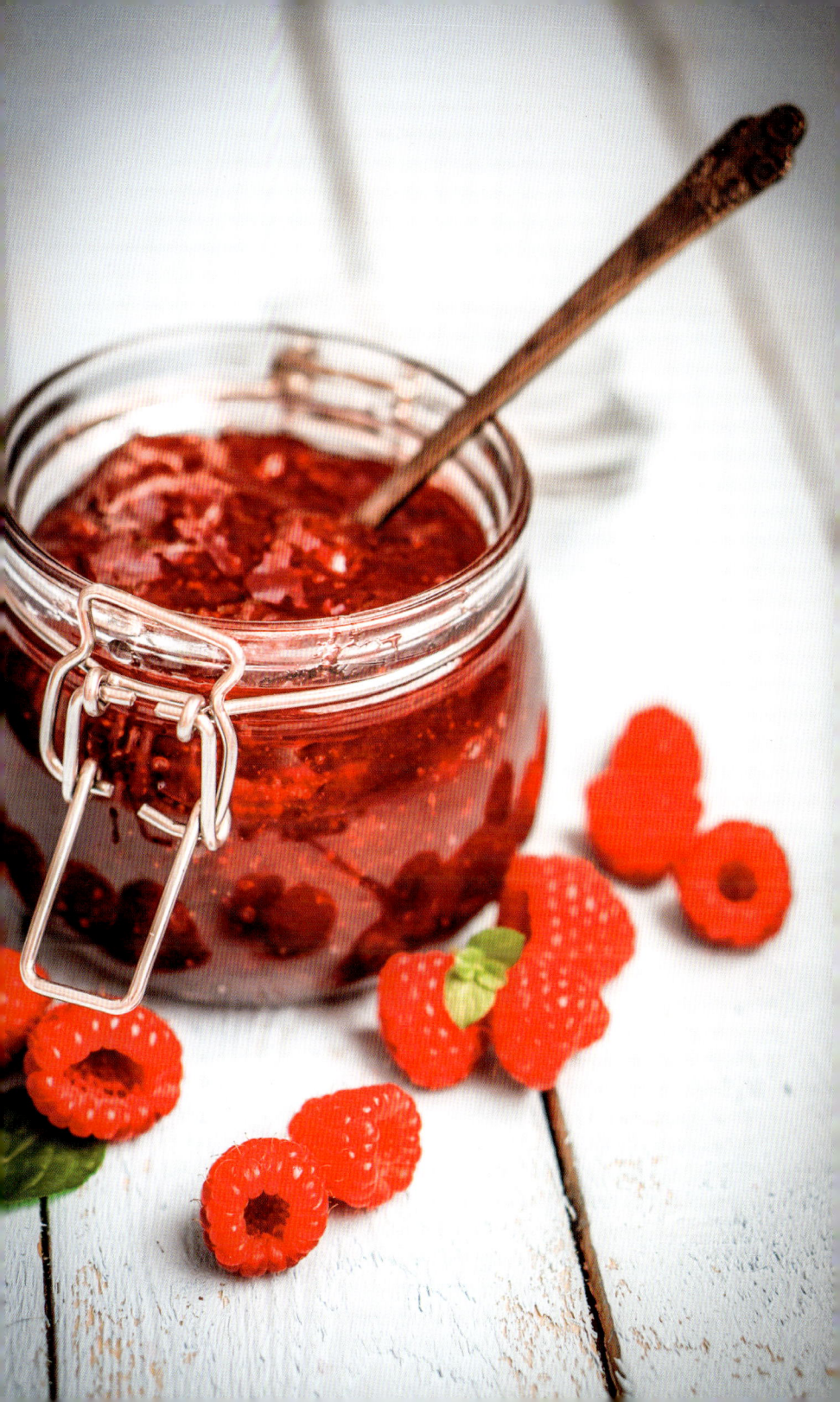

*Nektarinen*kompott

ZUTATEN

4 PERSONEN > 1 PERSON

350 g > 90 g reife Nektarinen
½ Stck. > 1 Spalte Zitrone

2 > ½ Zimtstange(n)
6 > 1½ Gewürznelken, ganz
2 > ½ Sternanis
3 > 1 Pfefferkörner, schwarz, ganz
6 > 2 Kardamomsamen, ganz

600 ml > 150 ml Wasser
3 EL > 2 TL Rübenvollzucker
1 EL > 1 TL Blütenhonig

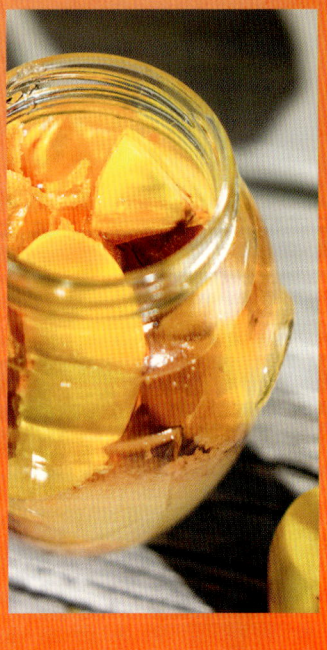

VORBEREITUNG

Nektarinen waschen, entsteinen und in mundgerechte Stücke schneiden. Zitrone auspressen und den Saft auffangen. Die Gewürze ein wenig im Mörser anquetschen und in ein Gewürzei oder -sieb aus Metall oder in einen Teefilter geben. Die restlichen Zutaten bereitstellen.

ZUBEREITUNG

1 Wasser in einen ausreichend großen Topf geben. Nektarinen, Zucker und das Gewürzei ins Wasser geben und einmal kräftig aufkochen lassen.

2 Die Temperatur reduzieren und den Kompott zugedeckt leicht köcheln lassen, bis die Nektarinen weich sind, sie sollten jedoch noch Biss haben und nicht ganz zerfallen.

3 Nektarinen etwas auskühlen lassen. Evtl. mit Honig nachsüßen und als leichtes Dessert servieren.

Essen fertig in ca. 2 Std.

Omas Seelentrösterbrei

VORBEREITUNG

Zucker, Zimt und Rosenblütenpulver vermischen. Die restlichen Zutaten bereitstellen.

ZUBEREITUNG

1 Milch in einem Topf erwärmen, Nelkenpulver darüber streuen. Ahornsirup und Salz hinzufügen.

2 Sobald die Milch heiß ist, den Grieß langsam unter ständigem Rühren mit Hilfe eines Schneebesens einrieseln lassen. Zum Schluss das Ghee einrühren.

3 Ein paar Minuten kochen lassen, dann den Brei auf Teller oder in Schalen füllen.

4 Mit dem Zucker-Zimt-Rosenblütengemisch bestreuen und abkühlen lassen.

Essen fertig in ca. 15 Min.

Geht ganz schnell und ist ein wärmendes Dessert für Kinder und Erwachsene!

Tipp Zur Verfeinerung können Sie etwas Zartbitterschokolade darüber raspeln.

ZUTATEN

4 PERSONEN ⟩ **1 PERSON**

2 EL	⟩ ½ EL Vollrohrzucker
1 EL	⟩ ¼ EL Zimtpulver
1 TL	⟩ ¼ TL Rosenblüten, gemahlen
1 l	⟩ 250 ml Milch (Kuh-, Mandel- oder Reismilch)
1 TL	⟩ ¼ TL Nelkenpulver
1 EL	⟩ ¼ EL Ahornsirup
1 Prise	⟩ ein Hauch Steinsalz
100 g	⟩ 25 g feiner Grieß
1 EL	⟩ ¼ EL Ghee oder Butter

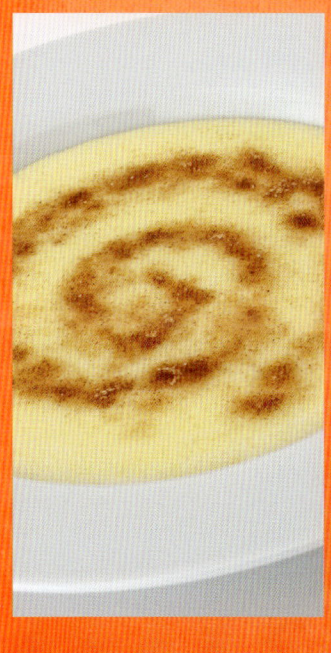

Schoko-Apfelkuchen

ZUTATEN

4 PERSONEN ＞ 1 PERSON

200 g ＞ 50 g Butter
3 ＞ 1 Ei(er) oder Eiersatz
300 g ＞ 75 g Äpfel
60 g ＞ 15 g Reisflocken
4 EL ＞ 1 EL Orangensaft,
    frisch gepresst
2 EL ＞ ½ EL Rosenwasser
1 EL ＞ ¼ EL Weinsteinbackpulver
100 g ＞ 25 g Vollkorndinkelmehl
150 g ＞ 40 g Vollrohrzucker
3 EL ＞ 1 EL Kakao
120 g ＞ 30 g Hasel- oder Walnüsse,
    gemahlen
1 TL ＞ ¼ TL Zimt
½ TL ＞ ⅛ TL Kurkuma
Fett für die Form
Schlagsahne, steifgeschlagen
    zum Garnieren

VORBEREITUNG

Butter und Eier rechtzeitig aus dem Kühlschrank nehmen, damit sie nicht zu kalt sind.

Den Backofen auf 200 °C vorheizen.

Äpfel waschen und raspeln. Reisflocken mit Orangensaft, Rosenwasser und Äpfeln vermischen.

Backpulver und Mehl vermischen und die restlichen Zutaten bereitstellen.

Backblech oder gewünschte Backform mit Backpapier auslegen oder mit Ghee einpinseln und mit Mehl bestäuben.

ZUBEREITUNG

1 Butter und Zucker schaumig schlagen, Eier oder Eiersatz dazugeben und 5 Min. kräftig mit einem Mixer oder in der Küchenmaschine rühren.

2 Mehl, Kakao und Nüsse untermischen, zum Schluss die Mischung aus Äpfeln, Orangensaft, Rosenwasser und Reisflocken sowie Zimt und Kurkuma zufügen.

3 Die Masse auf das Backblech oder in die Form füllen und das Ganze in den vorgeheizten Backofen geben.

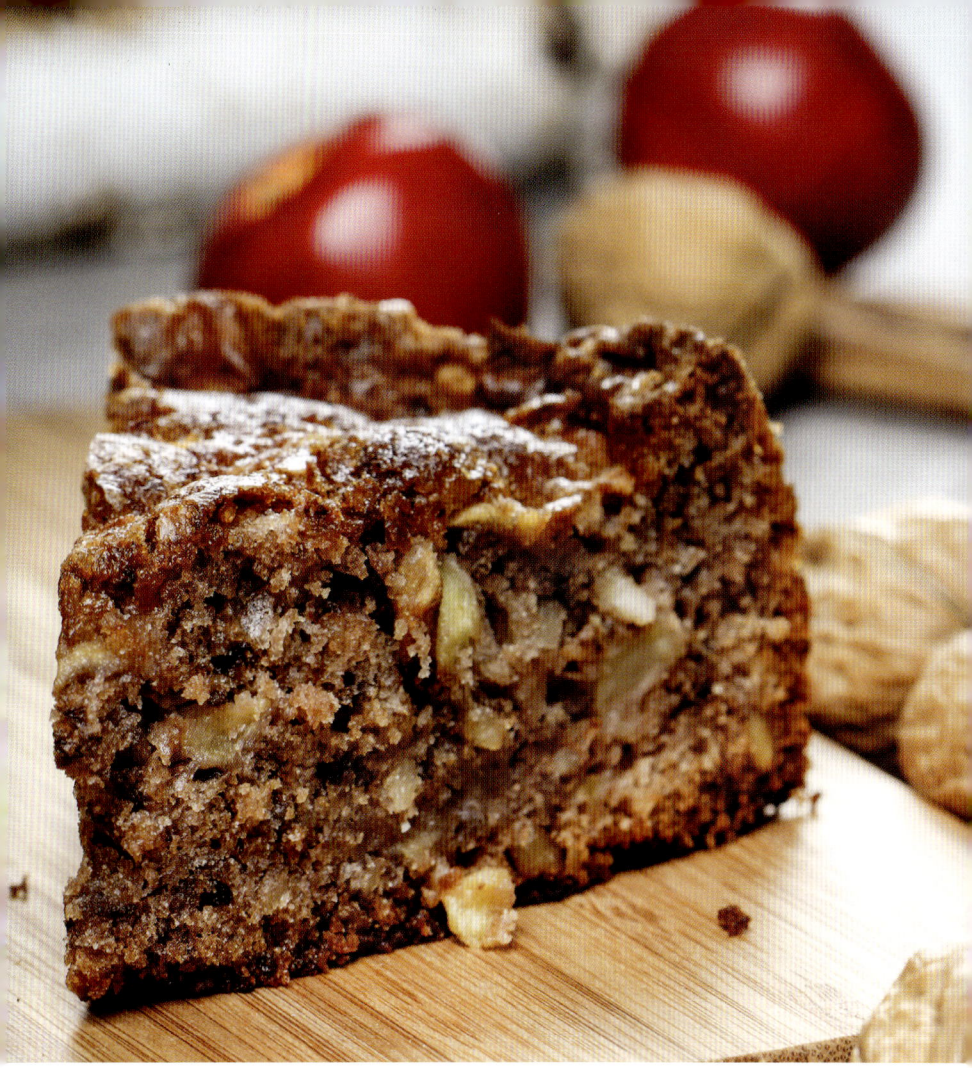

4 Die Temperatur auf 170 °C reduzieren und den Kuchen ca. 50 Min. backen. Garprobe mit einer Gabel machen: Wenn nichts mehr haften bleibt, ist der Kuchen fertig.

5 Lassen Sie ihn noch 10 Min. ruhen, danach in Stücke schneiden und mit einem Klecks Schlagsahne garnieren.

Essen fertig in ca. 70 Min.

Irenes Tiramisu

ZUTATEN

4 PERSONEN > **1 PERSON**

4 > 1 Ei(er) oder Eiersatz
100 g > 25 g Bio-Vollrohrpuder-
zucker
½ TL > 1 Prise Zimtpulver
½ TL > 1 Prise Nelkenpulver
¼ TL > 1 Msp. Kurkuma
250 g > 65 g Mascarpone
160 ml > 40 ml Getreidekaffee
2 EL > ½ EL Rosenwasser
220 g > 60 g Vollkorn-Löffelbiskuits
4 EL > 1 EL Kakaopulver
Minzeblättchen zum Garnieren

VOR- UND ZUBEREITUNG

1 Eier mit Vollrohrpuderzucker 10 Min. schaumig rühren. Gewürze und Mascarpone dazugeben und erneut kräftig schlagen.

2 Getreidekaffee laut Anleitung zubereiten. Das Rosenwasser hinzufügen.

3 Die Hälfte der Löffelbiskuits in eine Auflaufform geben und den Boden damit auslegen.

4 Diese mit der Hälfte des Getreidekaffees beträufeln. Mit der Hälfte der Mascarponecreme bedecken. Darüber die zweite Schicht Biskuits legen, mit Getreidekaffee beträufeln und mit der restlichen Crème bedecken. Glatt streichen und mit Kakaopulver bestreuen.

5 Tiramisu in den Kühlschrank stellen und mind. 2 Stunden ziehen lassen. Danach in Stücke schneiden und genießen.

Essen fertig in ca. 25 Min.

Kühlzeit: mind. 2 Std.

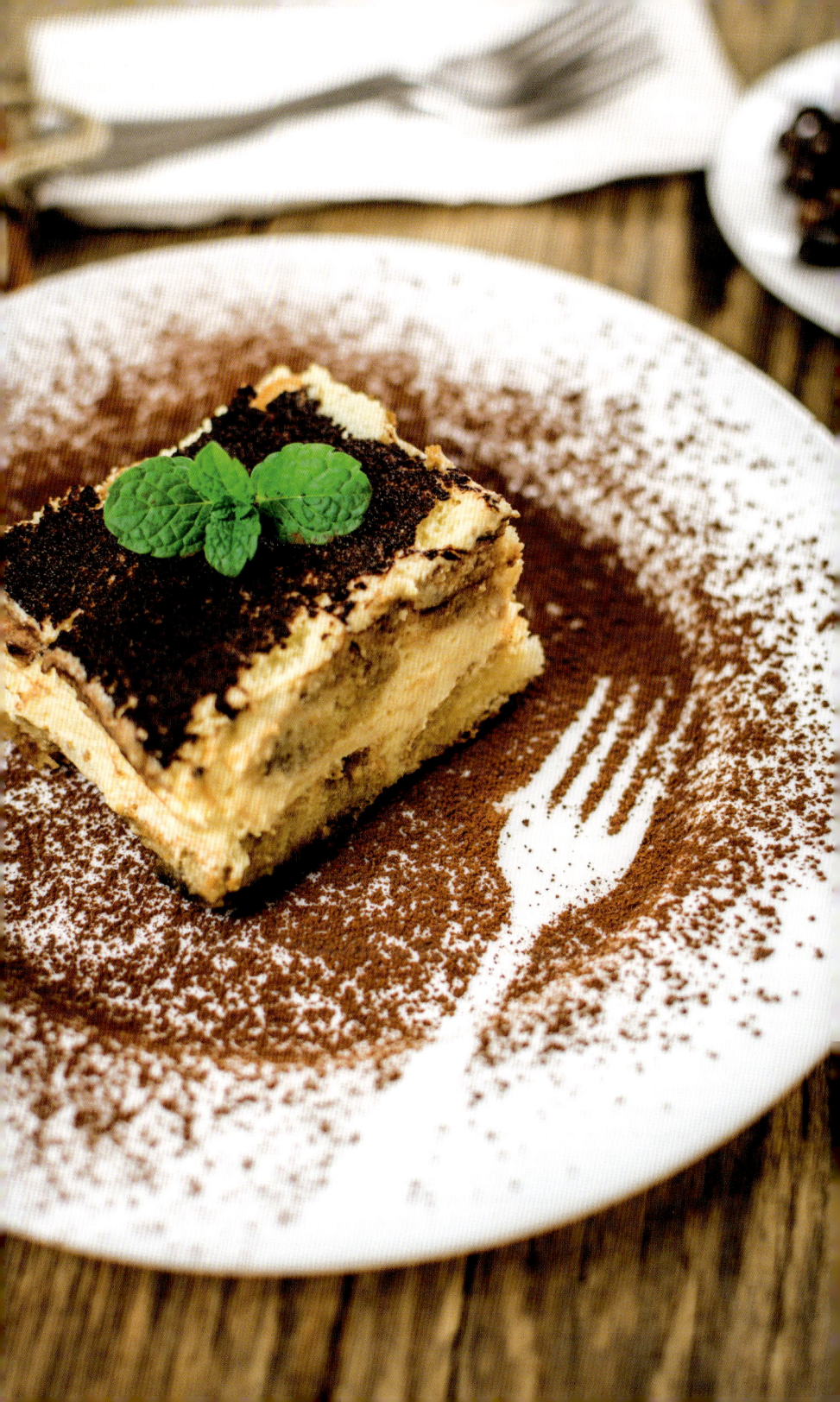

Erfrischende Bananencreme

ZUTATEN

4 PERSONEN ❯ 1 PERSON

3 ❯ 1 Banane(n), reif, aber nicht überreif
150 ml ❯ 40 ml Sahne
1 EL ❯ ¼ EL Ghee
3 EL ❯ 2 TL Vollrübenzucker

¼ TL ❯ 1 Msp. Kurkuma
1 TL ❯ ¼ TL Zitronengraspulver
¼ TL ❯ 1 Msp. Vanillepulver
¼ TL ❯ 1 Prise Pfeffer, weiß, frisch gemahlen
1 Prise ❯ 1 Hauch Steinsalz

---

300 g ❯ 70 g Sauerrahm
300 g ❯ 70 g Joghurt
1 EL ❯ ¼ EL Lavendelblüten
Ahornsirup zum Garnieren

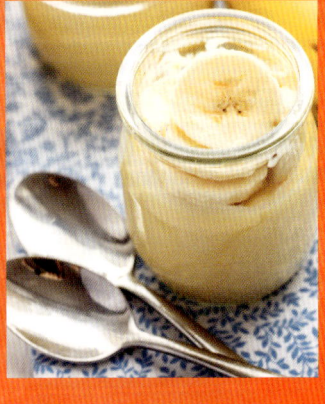

VORBEREITUNG

Bananen schälen, halbieren und die Hälften der Länge nach halbieren. Sahne steifschlagen und mit den restlichen Zutaten bereitstellen.

ZUBEREITUNG

1   Ghee in einer großen Pfanne erhitzen, die Banane(n) in die Pfanne legen, mit Zucker und den Gewürzen (außer dem Lavendel) bestreuen und leicht anbraten.

2   Sauerrahm und Joghurt vermischen, die angebratenen Bananen dazugeben und mit dem Schneebesen oder Mixer gut durchrühren, so dass eine cremige, feine Masse entsteht. Lavendelblüten einstreuen und umrühren.

3   Die geschlagene Sahne zufügen und vorsichtig unterheben. Zum Schluss etwas Ahornsirup darüber geben.

Essen fertig in ca. 20 Min.

Süßes Karotten*dessert*

VORBEREITUNG

Karotten waschen und fein raspeln. Alle Gewürze ohne Salz mischen. Die restlichen Zutaten bereitstellen.

ZUBEREITUNG

1 Ghee in einem Topf erhitzen, die Gewürze kurz aufschäumen lassen. Die Nüsse wenige Minuten mitrösten.

2 Die Karotten dazugeben, mit Holundersaft, Zucker, Salz und Mandelmilch übergießen, aufkochen lassen und 10 Min. leicht köcheln lassen. Immer wieder umrühren, damit nichts anbrennt.

3 Den Grieß langsam einrühren und einen sämigen Brei kochen.

4 Nach ca. 20 Min. die Kochplatte ausschalten und die Masse im Topf noch 15 Min. ziehen lassen.

5 In der Zwischenzeit die Sojasahne steif schlagen und unter das leicht ausgekühlte Dessert heben. Warm bis lauwarm servieren.

Essen fertig in ca. 40 Min

ZUTATEN

4 PERSONEN ❯ **1 PERSON**

500 g ❯ **125 g Karotten**

1 TL ❯ **¼ TL Kardamom, gemahlen**
½ TL ❯ **2 Msp. Kurkuma**
¼ TL ❯ **2 Msp. Bourbon-Vanillepulver**
4 Fäden ❯ **1 Faden Safran**
1 Prise ❯ **¼ Prise Chilipulver**
¼ TL ❯ **2 Msp. Ingwerpulver**
1 Prise ❯ **¼ Prise Steinsalz**

2 EL ❯ **½ EL Ghee**
4 EL ❯ **1 EL Nüsse, gemahlen (z. B. Hasel-, Walnüsse, Pinienkerne oder Pistazien; pur oder gemischt)**
150 ml ❯ **40 ml Holunderblütensaft**
100 g ❯ **25 g Vollrohrzucker**
400 ml ❯ **100 ml Mandelmilch**
70 g ❯ **18 g feiner Grieß**
150 ml ❯ **40 ml Sojasahne**

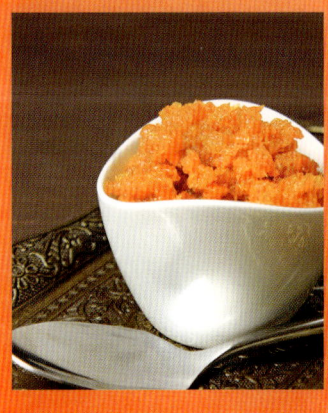

Gewürz-Schokopudding

ZUTATEN

4 PERSONEN 〉 **1 PERSON**

½ TL 〉 ⅛ TL Anissamen
1 Stck. 〉 ¼ Stck. Sternanis
½ TL 〉 4 Stck. Kardamom
¼ TL 〉 2 Msp. Vanillepulver
½ TL 〉 2 Msp. Zimtpulver
4 Fäden 〉 1 Faden Safran
2 Prisen 〉 ½ Prise Pfeffer, schwarz, frisch gemahlen
2 Prisen 〉 ½ Prise Salz

4 EL 〉 1 EL Vollrohrzucker
3 EL 〉 2 TL Kakaopulver
550 ml 〉 140 ml Milch
150 ml 〉 40 ml Sahne
1 EL 〉 ¼ EL Buchweizenmehl
2 EL 〉 ½ EL Kartoffelstärke
2 EL 〉 ½ EL Haselnüsse, gemahlen
1 EL 〉 ¼ EL Ghee

Steifgeschlagene Sahne, Kakaopulver und Minzeblättchen zum Garnieren

VORBEREITUNG

Anis, Sternanis und Kardamom in einer Gewürzmühle fein mahlen; alternativ gemahlene Gewürze verwenden. Die restlichen Zutaten bereitstellen. Zucker mit Kakao gut vermischen. Puddingschalen mit kaltem Wasser ausspülen und umgekehrt auf einem Geschirrtuch abtropfen lassen. Schneebesen zum Umrühren bereit legen.

ZUBEREITUNG

1 Jeweils die Hälfte der Milch und Sahne in einen Topf gießen. Den Rest der Flüssigkeit mit Mehl, Stärke, Nüssen und der Zucker-Kakao-Mischung klümpchenfrei mit Hilfe eines Schneebesens verrühren.

2 Alle Gewürze (außer Salz) in die Milch-Sahnemischung geben und die Flüssigkeit aufkochen lassen.

3 Sobald das Milch-Sahne-Gemisch aufkocht, die angerührte Flüssigkeit unter ständigem Rühren zugeben. Die Puddingmasse sollte etwa 4- bis 5-mal richtig blubbern, dann den Topf vom Herd nehmen.

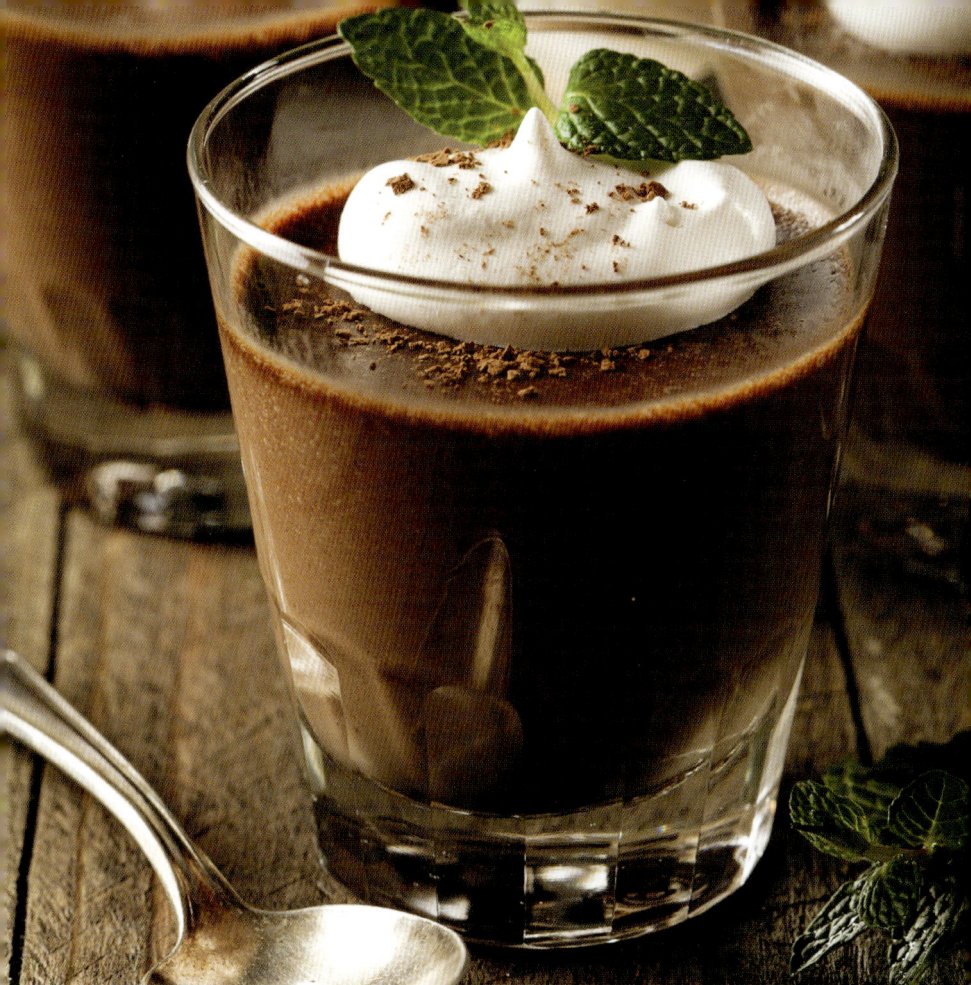

4 Zum Schluss Ghee und Salz hinzufügen und umrühren. Den Pudding in die vorbereiteten Schalen geben und etwas auskühlen lassen. Mit einem Klecks Sahne, Kakaopulver und Minzeblättchen garnieren.

Guten Appetit!

Essen fertig in ca. 20 Min.
Auskühlen: ca. 30 Min.

Alle Rezepte *auf einen Blick*

Bildquellen

wenn nicht anders angegeben: www. Fotolia.com

Buch
Seite 2: Porträt Irene Rhyner © Paul Wilke, Wien I Seite 6 ff. Hintergrund © abbiesartshop I S. 7 + 13: Ayurveda © Floydine I S. 69: Kräuteromelette © Catherine Murray I S. 70: Morgensuppe © FenrisWolf I S. 71: Smoothie © Nataliia Pyzhova I S. 73: Muffins © minadezhda I S. 74: Datteln © Printemps I S. 75: Walnüsse © karepa I S. 77: Maiskuchen © Alp Aksoy I S. 79: Rote-Bete-Suppe © ji_images I S. 80: Graupen © Studio Gi I S. 81: Kohlrabi © briwema I S. 83: Tomaten-Kürbis-Fenchelsuppe © Andrey Cherkasov I S. 84: Brokkolisuppe ©sarsmis I S. 85: Almsuppe © sarsmis I S. 87: Spinatsuppe © Cara-Foto I S. 89: Ratatouille © noirchocolate I S. 91: Fröhliche Spießer © zi3000 I S. 93: Kichererbsencurry © FomaA I S. 95: Paella © exclusive-design I S. 97: Buchweizenfrikadellen © noirchocolate I S. 99: Krautfleckerl © kab-vision I S. 101: Gemüsepfannkuchen © Gerd Gropp I S. 103: Couscoussalat © yuliiaholovchenko I S. 104: Sellerie-Walnuss-Salat © barmalini I S. 105: Energiereis © lantapix I S. 107: Lauch © mariontxa I S. 108: Gurkensalat © Yvonne Bogdanski I S. 109: Rosenkohl mit Räuchertofu © Harald Walker I S. 111: Spätzle © Thomas Francois I S. 112: Tomatensoße © gameboyfoto I S. 113: Avocadosoße © elnariz I S. 115: Ananassoße © Doris Heinrichs I S. 116: Orangenminze © Heike Rau I S. 117: Kokosraita © Yantra I S. 118: Gurkenraita © 5ph I S. 119: Lassi © espies I S. 121: Preiselbeerchutney © sarsmis I S. 122: Orangenchutney © baibaz I S. 123: Tomatenchutney © Corinna Gissemann I S. 125: Aprikosenchutney © Floydine I S. 127: Feigenchutney © HandmadePictures I S. 129: Zwiebelchutney © Viktorija I S. 131: Himbeerrchutney © ehaurylik I S. 132: Nektarinenkompott © Denis Aglichev I S. 133: Grießbrei © Andrea Wilhelm I S. 135: Schoko-Apfelkuchen © agneskantaruk I S. 137: Tiramisu © stockfotocz I S. 138: Bananencreme © Boyarkina Marina I S. 139: Karottendessert © Dipali I S. 143: Schokopudding © Brent Hofacker I

Karten
Rückseiten: Leuchtend bunter Hintergrund © lavillia + Spice and herbs top view frame © DiViArts I Gewürze und Kräuter © Andrii Gorulko I Herbs + Poppy seeds + Pepper spice © linda_vostrovska I Spice in wooden spoon © strelov I Gewürze auf Holzlöffel © Floydine I
Vorderseiten: Gewürze mit Mörser und Mühle © ArtCookStudio I Zimtstangen © Floydine I Nelken und Kardamom © lalithherath I Gewürze, Löffel und Mörser © chris32m I
Rück- und Vorderseiten: set of floral golden eastern decor frame elements © Kara-Kotsya I

Einkaufslisten alle: Hintergrundbild © Natalia Klenova Photography
Vata: Kräuterkiste © Natalia Klenova Photography I Orangensaft © sarsmis I
Pitta: Sommergemüse + Hülsenfrüchte © Natalia Klenova Photography I
Kapha: Gewürze © Gorulko Andrii I
Vata-Pitta: heiliges Basilikum © sommai I Hülsenfrüchte © Wolfgang Mücke I
Vata-Kapha: frisches Gemüse © Natalia Klenova Photography I Kräutertee © Marina Lohrbach I
Pitta-Kapha: Chicorée-Mix © Scisetti Alfio + Langer Pfeffer © sommai I Hülsenfrüchte © denio109 I